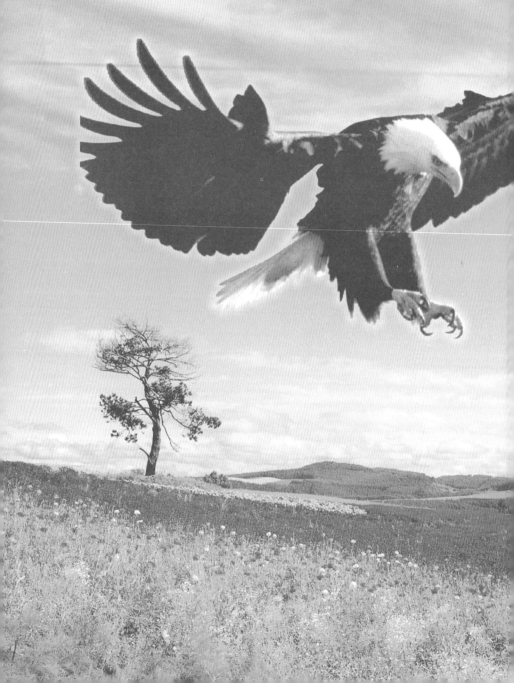

大展好書　好書大展
品嘗好書　冠群可期

大展好書　好書大展
品嘗好書　冠群可期

休閒保健叢書40

刮痧

排毒絕招

附 VCD

王　穎
白增華　主編

品冠文化出版社

前　言

　　刮痧是勞動人民長期以來在與疾病作抗爭的過程中總結出來的一套獨特的、行之有效的治療方法。它以中醫基礎理論為指導，施術於皮膚、經絡、穴位和病變部位，把阻滯在人體內的病理代謝產物由皮膚排泄出來，使病變的器官、組織及細胞得到氧氣的補充而被活化，從而預防疾病及促進機體康復。

　　隨著生活水準的不斷提高，人們自我保健意識和能力的不斷增強，刮痧這種無不良副作用、又簡易可行的傳統自然療法，備受人們的青睞和喜愛，越來越多的人喜歡自己動手，利用簡單的刮痧板治療疾病和養生保健。

　　刮痧療法不再是醫生的專利，它已深入千家萬戶，成為人們日常生活中不可缺少的一部分。自己或家人偶有不適，依法刮痧，即可刮到病除。

　　「痧」是民間對疾病的一種形象叫法，即痧象，它不僅是一個獨立的病，而且是一種毒性反映的臨床綜合症，臨床上許多疾病都可出現痧象，故有「百病皆可發痧」之說。透過刮拭手段，對某個經穴部位或人體某個局部進行一定程度的刺激，使人體神經末梢或感受器產生效應，有

利於受損組織的再修復、更新與功能的恢復，重新建立起人體順應自然生理循環的醫療保健效應，加快代謝產物的排泄，從而達到解毒、排毒的功效。因此，我們組織有關專家，編寫了《刮痧排毒絕招》。

　　本書系統地介紹了有關刮痧的基本知識，包括刮痧適應證、禁忌證、常用刮痧工具和方法、刮痧前後須知等。重點介紹了刮痧排毒、美容美體，刮痧緩解疼痛，刮痧改善症狀、刮痧治療疾病的方法，對每種症狀和疾病介紹了取穴、刮痧方法和步驟以及日常生活調護等內容。配有光碟，光碟中介紹了刮痧療法的動態演示，包括刮痧手法、取穴方法、刮痧排毒、治療疾病實例等。

　　刮痧療法排出毒素的作用特色與現代社會人群亞健康狀態難於治療實現了高度契合，剛好可以發揮點穴刮痧療法的獨特優勢，願所有的人都能透過排出體內毒素，達到身體健康。

編著者

目　錄

第四章　刮痧緩解症狀 83

第五章　刮痧治療常見病 137

第一章

刮痧排毒很有效

刮痧療法是指利用光滑的硬物器具蘸上食油、凡士林、白酒或清水，在人體表面特定部位，反覆進行刮拭，造成皮膚表面瘀血點、瘀血斑或點狀出血，透過刺激體表皮膚及經絡，改善人體氣血流通狀態，從而達到扶正祛邪、調節陰陽、活血化瘀、清熱消腫、軟堅散結等功效。

刮痧是中國勞動人民長期以來在同疾病作抗爭的過程中總結出來的一套獨特的且行之有效的治療方法。它以中醫基礎理論為指導，施術於皮膚、經絡、穴位和病變部位，把阻滯在人體內的病理代謝產物由皮膚排泄出來，使病變的器官、組織及細胞得到氧氣的補充而被活化，從而預防疾病及促進機體康復。

「痧」是民間對疾病的一種形象叫法，又稱「痧脹」、「痧氣」等。從廣義上講，指「痧」疹徵象，即痧象，它不僅是一個獨立的病，而且是一種毒性反應的臨床綜合指徵，痧是臨床許多疾病的共同症候，臨床許多疾病都可出現痧象，故有「百病皆可發痧」之說。

傳統醫學認為，痧證是四時不正之氣，侵襲人體肌膚、經絡，陽氣不得宣洩而發痧。一年四季都有發生痧證的可能。痧證為四時不正之氣，毒氣外發所造成的多種傳染性疾病和感染性疾病。其主要特徵為有痧點和酸脹感。

現代醫學認為，痧證是許多疾病在其發展過程中，由於細菌病毒的侵害，產生毒素及毒性物質，使皮膚或毛細血管破裂，產生自身溶血現象，大多可見到黏膜及肌膚之下呈現充血或充血點，狀如沙粒，或散在，或密集，或積聚成片，或融合成斑塊。

　　運用刮痧自然療法，就是透過刮拭手段，對一定的經穴部位或人體某個局部進行一定程度的刺激，使人體神經末梢或感受器產生效應，一方面由神經體液的傳遞，對中樞神經系統發出刺激信號，由中樞神經的分析綜合，對機體各部功能產生協調作用，並達到新的平衡；另一方面，由於刮拭面寬，使局部產生熱效應，局部的微血管和毛細血管擴張，致局部的血容量和血流量增加，有利於受損組織的再修復、更新與功能的恢復，重新建立起人體順應自然生理循環的醫療保健效應，加快代謝產物的排泄，從而達到解毒、排毒的功效。

（一）刮痧工具

　　現在刮痧使用的工具很多。比較常用的為刮痧板和刮痧油。刮痧板可用水牛角、木魚或石製作而成，要求板面潔淨，棱角光滑。

　　一般用寬5公分、長10公分、厚0.5公分的水牛角進行製作。因為水牛角質地堅韌，光滑耐用，來源豐富，加工簡便。其味辛、鹹，性寒，具有發散行氣、清熱解毒、活血化瘀的作用。亦可用硬幣、湯勺等作為刮具。

　　刮痧油多選用具有清熱解毒、活血化瘀、消炎鎮痛作用，同時又沒有毒副作用的藥物及滲透性強、潤滑性好的植物油加工而成。目前常用的潤滑劑有活血潤膚脂和刮痧活血劑兩種。亦可用冬青膏、麻油、蔥薑汁、雞蛋清、石蠟油、白酒、滑石粉、薄荷水、跌打萬花油、紅花油等作為潤滑劑。

　　操作時手持刮痧板，蘸上潤滑劑，然後在患者體表的一定部位按一定方向進行刮拭，至皮下呈現痧痕為止。刮痧時要求

用力要均勻，一般採用腕力，同時要根據患者的病情及反應調整刮動的力量。

（二）操作方法

1. 持板方法

用手握住刮板，刮板的底邊橫靠在手掌心部位，大拇指及另外四個手指呈彎曲狀，分別放在刮板兩側。

2. 刮拭方法

包括面刮法、點按法、角刮法、厲刮法、拍打法、按揉法、疏理經氣法。

3. 操作規程

（1）刮痧環境以清靜、光明、空氣流通和冷暖適宜的室內環境為佳。夏日要注意降溫，有一定的降溫條件；冬日防止室溫太低，要有相應的保暖措施。

（2）**刮痧的操作步驟**：在施術部位塗上潤滑劑，根據施術部位及病症的不同，選用相應的刮拭方法。刮拭順序多由上而下、由前而後、由近及遠，即先刮拭臉部、胸腹部，再刮拭頭部、肩部、背腰部；先刮拭上肢，再刮拭下肢；先刮拭病灶（疼痛部位）的腧穴，再刮拭遠端經絡腧穴。

一般只能順著一個方向反覆刮拭，一個部位需連續刮拭20～30下，直至皮膚出現紅紫色斑點，或密集的紅紫色突起，即為痧痕，再換另一個部位刮拭。

刮痧結束後，令患者喝一杯薑糖湯或熱開水，促進其機體新陳代謝，有利於疾病的恢復。

（3）注意事項

① 不適宜刮痧的情況有：局部有癰腫、癤瘡、瘢痕、潰爛、傳染性皮膚病等疾病；新發生的骨折部位，靜脈曲張，皮下不明原因的包塊及未合的小兒囟門等處；妊娠婦女的腹部；婦女經期下腹部；大血管顯現處；急性傳染病、心力衰竭、腎功能衰竭者及肝硬化腹水者的腹部、全身重度水腫等危重病症；有出血傾向的疾病如血小板減少性紫癜、白血病等；醉酒、過飽、過饑、過渴、過度疲勞者。

② 對於初次接受刮痧治療的患者，應做必要的解釋工作，消除其恐懼心理，取得患者配合，以免出現暈刮現象。

③ 不要運用其他的代用品刮痧（如塑膠品、瓷器等）。刮痧之前，為了避免劃破肌膚，還要在肌膚外表塗一層潤滑劑，如刮痧油、香油等。

刮痧工具要嚴格消毒，防止交叉感染。刮拭前須仔細檢查刮痧工具，以免刮傷皮膚。

④ 刮痧出痧後最好飲一杯溫開水（最好為淡糖鹽水），並休息15～20分鐘。

⑤ 頭部、臉部可不用抹油，保健刮可著衣刮拭，治刮可出痧。

⑥ 每次只醫治一種病症。根據病況，依據患者的真假、寒熱、表裡、陰陽選用刮治穴位。辨證施治，每次醫治時刮拭時間不宜過長，審病求因，判斷刮拭的部位。把握每次刮痧只醫治一種病症的準則。

⑦ 刮拭時，被刮拭部位的皮膚要保持潤滑。要一邊刮拭一邊蘸取適量的介質，切忌乾刮。凡肌肉豐滿處，如背部、臀部、胸腹部等，宜用刮痧板的橫面刮拭。對一些關節處、手腳指趾部、頭面部等肌肉較少，凹凸較多處，宜用刮痧板的棱角刮拭。

⑧ 刮拭手法要用力均勻，手法由輕到重，以患者耐受為度，達到出痧為止。嬰幼兒及老年人刮拭手法用力尤其要輕。不可一味追求出痧而用重手法或延長刮痧時間，出痧多少受多方面因素影響：一般情況下，血瘀證、實證、熱證出痧多；虛證、寒證出痧少；服藥過多者，特別是服用激素類藥物不易出痧；肥胖者與肌肉豐滿的人不易出痧，陰經較之陽經不易出痧；室溫低時不易出痧。

⑨ 刮痧出痧後30分鐘以內忌洗涼水澡。醫治刮痧後，通常3小時左右即可洗浴。痧斑未退的部位，不宜反覆刮拭，再次刮痧時間需間隔3～6天，以原痧斑消退為準。刮拭過程中要經常詢問患者感受，如遇到暈刮應立即停止刮痧並進行相應處理。

⑩ 保健刮痧，可以不用抹油，也不用刮出痧來，從頭到足每個部位，按照經脈的循行部位依次刮拭3～10分鐘，即可強身健體，延年益壽了。

第二章

刮痧排毒美容美體

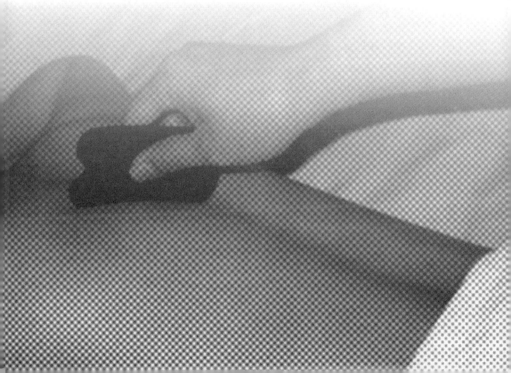

各種斑

　　皮膚斑狀變化主要由外傷、日曬、衰老，使用不當的美容處理所造成，當然也有內在的遺傳、疾病、營養不良，內分泌失調，服用了某些藥物而產生。皮膚斑包括雀斑、黃褐斑、黑斑、老年斑等。

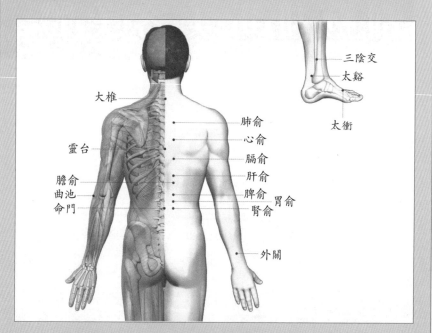

【取穴】

大椎：第7頸椎棘突下凹陷處。

靈台：第6胸椎棘突下方凹陷處。

命門：第2腰椎棘突下方凹陷處。

三陰交：內踝尖上3寸（約4橫指），脛骨內側面後緣。

肺俞、心俞、膈俞、肝俞、膽俞、脾俞、胃俞：分別位於第3、5、7、9、10、11、12胸椎棘突下，旁開1.5寸（約2橫指）。

曲池：肘橫紋中，尺澤與肱骨外上髁之中點。

太衝：第1、第2趾骨結合處前方凹陷處。

太谿：內踝尖與跟腱之間凹陷處。

腎俞：第2腰椎棘突下，旁開1.5寸（約2橫指）。

外關：在腕背橫紋上2寸，尺骨橈骨之間。

【治療方法】

1. 患者取坐位，以刮痧油或清水運用面刮法由上而下依次刮大椎、靈台、命門、肺俞、心俞、膈俞、肝俞、膽俞、脾

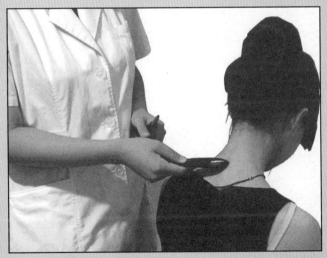

刮大椎

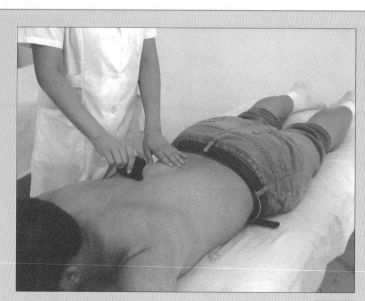

刮肝俞

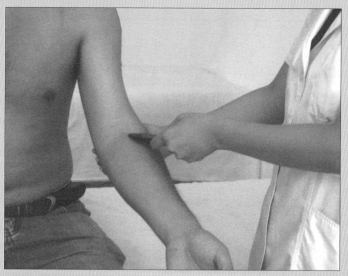

刮曲池

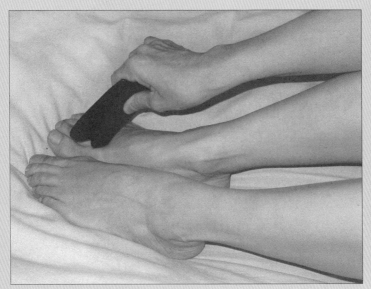

刮太衝

俞、腎俞。

2. 以角刮法分別刮拭曲池、外關、太衝、三陰交、太谿。

3. 以面刮法為主，按照面部出斑部位的表情肌走行，由內向外或由上向下刮拭面部出斑部位。

【日常保健】

1. 避免日曬；停用避孕藥或鎮靜類藥。

2. 不可濫用化妝品，尤其是劣質化妝品。

3. 保持心情舒暢，避免疲勞憂慮。

4. 注意多食含維生素 C、維生素 A 的食物，如番茄、柑橘、檸檬、柿子、胡蘿蔔、南瓜及水果、蔬菜等。

肌膚暗沉

　　肌膚暗沉指皮膚看上去黯淡無光，萎靡不振，毫無活力。常因為紫外線傷害、環境乾燥、新陳代謝速率放緩，氣血循環不暢，內分泌變化等使得肌膚缺水，而光彩頓失、觸感粗糙，無法代謝老化角質，皮膚失去透明感，或皮膚表面不平出現暗沉。

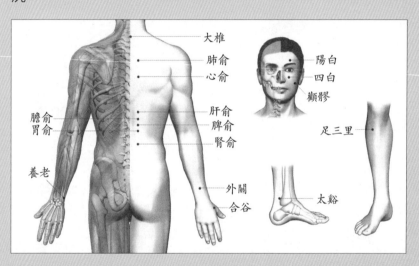

【取穴】

大椎：第7頸椎棘突下凹陷處。

足三里：小腿外側，外膝眼下3寸（約4橫指）。

四白：瞳孔直下，眶下緣凹陷處。

陽白：瞳孔直上，眉上方1寸處。

肺俞、心俞、肝俞、膽俞、脾俞、胃俞：分別位於第3、5、9、10、11、12胸椎棘突下，旁開1.5寸（約2橫指）。

合谷：第2指骨橈側凹陷處。

太谿：內踝尖與跟腱之間凹陷處。

腎俞：第2腰椎棘突下，旁開1.5寸（約2橫指）。

養老：尺骨小頭近端凹陷處。

外關：在腕背橫紋上2寸，尺骨橈骨之間。

顴髎：眼外角直下，顴骨下緣凹陷處。

【治療方法】

1. 先刮拭面部穴位，可蘸取清水，依次用角刮法刮拭陽白、四白及顴髎。

2. 患者取坐位，以刮痧油或清水運用面刮法由上而下依次刮大椎、肺俞、心俞、肝俞、膽俞、脾俞、腎俞。平補平瀉。

3. 以角刮法分別刮拭四肢部位的合谷、養老、外關、足三里、太谿。

【日常保健】

1. 清除老廢角質。根據自己的膚質特點，選擇一款適合自己的角質調理護膚品，使相對較新的細胞展露於肌膚表面，以提升皮膚的新陳代謝速率，解決角質堆積造成的膚色暗沉。

2. 保證充足的睡眠。

3. 食補植物性荷爾蒙。多吃富含植物黃酮的食物，如山藥、豆漿、豆腐、紅薯和香菇等。

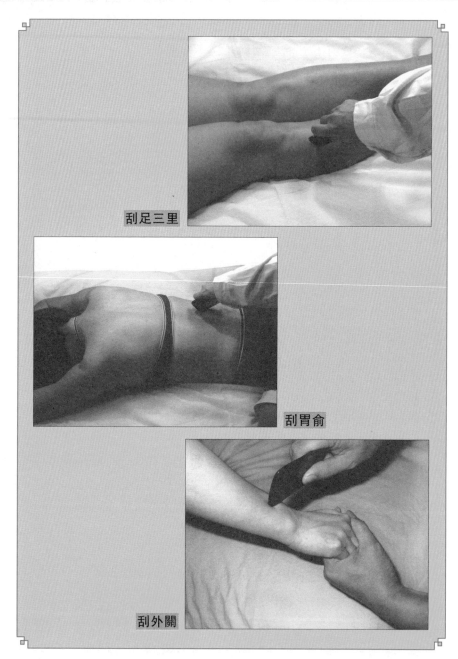

刮足三里

刮胃俞

刮外關

青春痘

　　青春痘又名痤瘡，為慢性炎症性毛囊、皮脂腺疾病，是皮膚科最常見的疾病之一。青春痘好發於面頰、額部、頰部和鼻唇溝，其次是胸部、背部和肩部。可分為以下幾種類型：粉刺、丘疹、膿疱、囊腫結節。

　　皮損一般無自覺症狀，炎症明顯時可伴有疼痛。好發於青春期的男性和女性，男性略多於女性，有80％～90％的青少年患過青春痘，青春期後往往能自然減退或痊癒，個別患者也可延長到30歲以上。

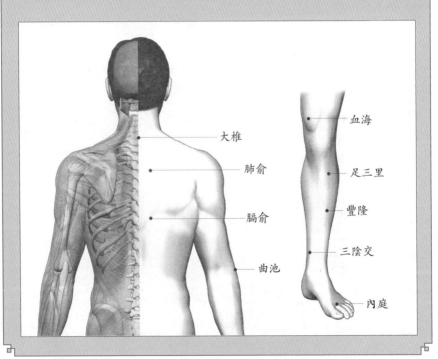

大椎

肺俞

膈俞

曲池

血海

足三里

豐隆

三陰交

內庭

【取穴】

大椎：頸部最高骨、第7頸椎棘突下。

足三里：小腿外側，外膝眼下3寸（約4橫指）。

三陰交：內踝尖上3寸（約4橫指），脛骨內側面後緣。

血海：大腿內側，髕底上2寸。

肺俞：第3胸椎棘突下，旁開1.5寸（約2橫指）。

曲池：肘橫紋中，尺澤與肱骨外上髁之中點。

豐隆：小腿外側中線上，距脛骨前緣外2個中指的橫指。

膈俞：第7胸椎棘突下，旁開1.5寸（約2橫指）。

內庭：足背第2、3趾間，趾關節前凹陷處。

【治療方法】

1. 患者取坐位，多選取牛角（取其清熱涼血之性），以清水或紅花油為介質，以面刮法的瀉法刮拭大椎、肺俞、膈俞。

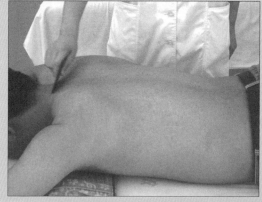

刮大椎

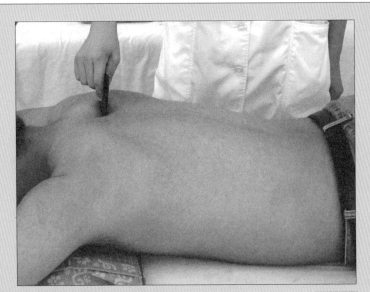

刮肺俞

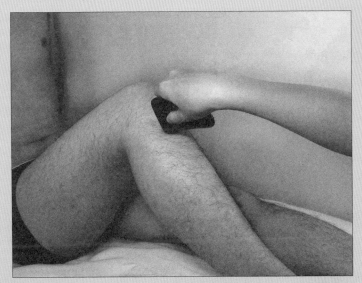

刮足三里

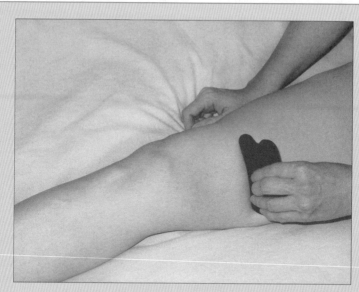

刮血海

2. 角刮法的瀉法刮拭曲池、三陰交、內庭、足三里、豐隆、血海。

3. 病患處皮損禁用刮痧方法。

【日常保健】

1. 調整生活習慣：少吃辛辣油膩的食品及甜食，多吃蔬菜、水果，保持大便通暢也很重要。

2. 要根據皮膚類型，選擇合適的面部清潔劑和保濕劑，並養成良好的洗護習慣。但不要過分去除油脂，這將導致皮膚過於乾燥，皮膚屏障功能受損。

3. 對於嚴重痤瘡要及時尋求安全有效的藥物治療和物理治療。

皺紋多

　　皺紋是指皮膚受到外界環境影響，形成游離自由基，自由基破壞正常細胞膜組織內的膠原蛋白、活性物質並氧化細胞而形成的小細紋、皺紋。出現的順序一般是前額、上眼瞼、下眼瞼、目外眥、耳前區、頰、頸部、下頦、口周。

　　25歲左右眼角可能出現淺小皺紋、眼袋等；30歲左右額部皺紋加深增多、外眼角出現魚尾紋，上、下瞼皮出現不同程度的皺紋；40歲則出現鼻唇溝加深，口角出現細小皺紋，頸部皺紋也跟著顯現出來；50歲則眼袋加深並出現下瞼紋，上下唇也出現皺紋；到60歲則全顏面彈力下降，顏面皺紋加深。

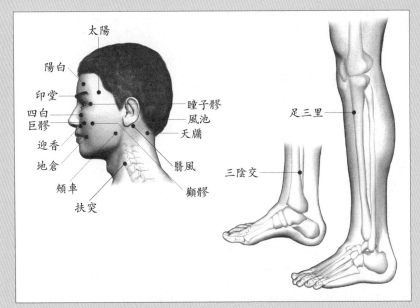

【取穴】

足三里：小腿外側，外膝眼下3寸（約4橫指）。

太陽：眉梢與外眼角延長線交會處。

三陰交：內踝尖上3寸（約4橫指），脛骨內側面後緣。

瞳子髎：外眼角外側0.5寸，眶外緣處。

四白：瞳孔直下，眶下緣凹陷處。

印堂：兩眉頭中點處。

風池：頸後，與風府相平，在斜方肌與胸鎖乳突肌之間。

翳風：在耳垂後方與乳突之間的凹陷中。

陽白：瞳孔直上，眉上方1寸處。

顴髎：眼外角直下，顴骨下緣凹陷處。

迎香：鼻翼外緣中點正對鼻唇溝中。

地倉：瞳孔直下，嘴角外側處。

頰車：下頜角前上方，咬肌最隆起處。

扶突：頸部，平喉結，胸鎖乳突肌前後緣中點。

天牖：在頸側部，當乳突的後下方。

巨髎：瞳孔直下，平鼻翼下緣處，當鼻唇溝外側。

【治療方法】

1. 面部、頸部穴位均採用平補平瀉法。

2. 印堂、陽白、四白、巨髎、迎香、地倉、頰車、顴髎、太陽、風池、翳風、扶突、天牖穴操作以點按為主，手法宜輕柔旋轉移動。隨時補充介質，至皮膚紅潤即可停止。

3. 足三里、三陰交穴角刮法，以出痧為準。

【日常保健】

1. 多攝取含有維生素C、維生素E、綠茶多酚、葡萄多酚等抗氧化功效食物。

2. 少抽菸、少吃油炸食物等。

3. 隨時注意保濕。多喝水，並且隨時攜帶保濕產品，適時補充，避免肌膚出現乾燥的細紋。

4. 做好肌膚防曬。在戶外時儘量避免肌膚曝曬在陽光下，儘量選擇具遮蔽性的衣物，無法用衣物遮蔽時就要塗抹防曬產品。

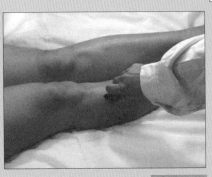

刮足三里

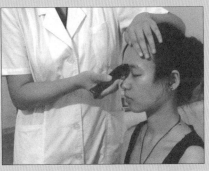

刮陽白

5. 清潔時最適合的是用溫水，不要太冷也不要太燙。清潔後可用冷水再稍微輕輕拍幾下臉部，然後用蘸了涼水的毛巾搭在臉上敷一會兒，促進面部血液循環，可以達到收縮毛孔的效果。

6. 睡眠要充足，避免熬夜。失眠者要及時調理。

7. 對表情紋易出現的地方適度按摩。能有效避免表情紋的出現，可以在肌膚容易出現表情紋的地方（如眉頭、眼尾、嘴角等處）適時提供按摩。

8. 改變不良習慣。如眯眼睛、皺眉頭、蒙頭睡覺等，這些生活細節都可導致皺紋增多。

黑眼圈、眼袋

　　黑眼圈是由於經常熬夜，情緒不穩定，眼部疲勞、衰老，靜脈血管血流速度過於緩慢，眼部皮膚紅細胞供氧不足，靜脈血管中二氧化碳及代謝廢物積累過多，形成慢性缺氧，血液較暗並形成滯流以及造成眼部色素沉著。

　　年紀愈大的人，眼睛周圍的皮下脂肪變得愈薄，所以黑眼圈就更明顯。

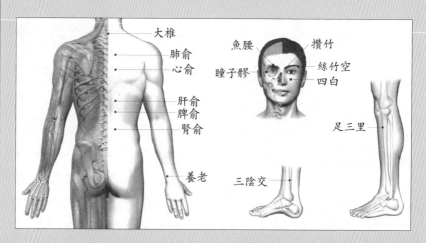

【取穴】

大椎：頸部最高骨、第7頸椎棘突下。

足三里：小腿外側，外膝眼下3寸（約4橫指）。

三陰交：內踝尖上3寸（約4橫指），脛骨內側面後緣。

瞳子髎：外眼角外側0.5寸，眶外緣處。

攢竹：兩眉頭處。

魚腰：兩眉中點處。

絲竹空：兩眉末梢。

四白：瞳孔直下，眶下緣凹陷處。

肺俞、心俞、肝俞、脾俞：分別位於第3、5、9、11胸椎棘突下，旁開1.5寸（約2橫指）。

腎俞：第2腰椎棘突下，旁開1.5寸（約2橫指）。

養老：尺骨小頭近端凹陷處。

【治療方法】

1. 攢竹、魚腰、絲竹空、四白、瞳子髎均採用平補平瀉法，輕柔點按穴位，按一定順序反覆刺激，每穴每次1分鐘，重複2～3次。

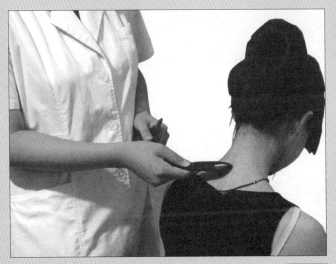

刮大椎

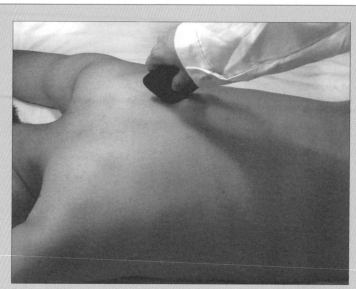

刮肺俞等穴

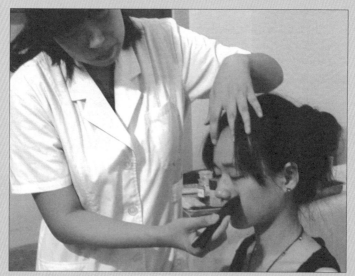

刮四白

2. 大椎、肺俞、心俞、肝俞、脾俞、腎俞面刮法，平補平瀉。

3. 養老、足三里、三陰交穴以角刮法施術。

【日常保健】

1. 保持充足的睡眠。

2. 不要攝入過鹹的食物和刺激性過大的食物，不抽菸、喝酒。

3. 及時治療所存在的慢性疾病。

4. 穴位按摩。用無名指按壓瞳子髎、四白、睛明、魚腰、迎香，每個穴位按壓3～5秒後放鬆，連續做10次。

5. 徹底卸裝。如果經常化妝，一定要用眼部專用的乳液清除眼妝，特別是眼線和睫毛部位。平時應使用眼部專用化妝品，不可以面部化妝品替代。

皮膚粗糙

　　皮膚粗糙多是因為肌膚水油平衡失調、新陳代謝能力下降所導致。日常的生活中，強烈的紫外線照射、乾燥環境的影響、工作壓力大、不良的生活習慣，如：熬夜、吃速食、吸菸等因素都會導致肌膚越來越乾燥，長期得不到改善，便會出現乾裂粗糙的現象。

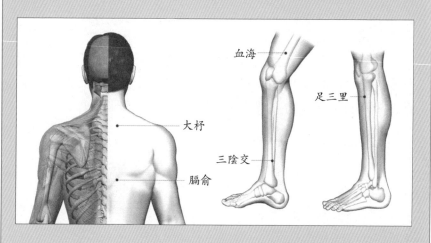

【取穴】

足三里：小腿外側，外膝眼下3寸（約4橫指）。

三陰交：內踝尖上3寸（約4橫指），脛骨內側面後緣。

大杼：第1胸椎棘突下旁開1.5寸（約2橫指）。

膈俞：第7胸椎棘突下旁開1.5寸（約2橫指）。

血海：大腿內側，髕底上2寸。

【治療方法】

　　1. 患者坐位，大杼至膈俞穴可用面刮法從上至下反覆刮拭。

　　2. 血海、足三里、三陰交穴以角刮法施術。

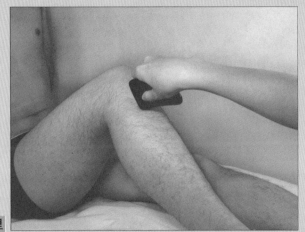

刮足三里

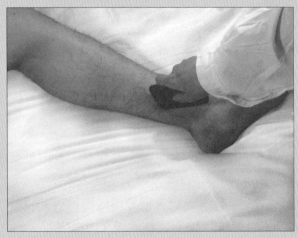

刮三陰交

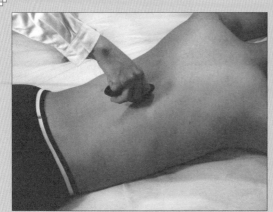

刮膈俞

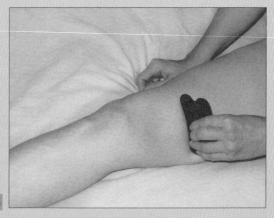

刮血海

【日常保健】

1. 選擇適宜的日常保濕化妝品。

2. 養成良好的生活習慣：飲水充足，正常作息，及時補充水果、蔬菜等營養成分。

3. 多運動和喝水。水要喝溫熱的，還要慢慢喝，直到皮膚微微出汗。多出汗把毛孔打開，能夠滋潤皮膚，改善膚質。

脫　髮

　　脫髮是指頭髮異常或過度脫落。表現為毛囊萎縮，頭髮脫落，易斷，油多無彈性，較為嚴重的情況是普脫，全脫。

　　一般認為，當人體缺鐵和蛋白質時頭髮會變黃、分叉；缺植物油、維生素Ａ、蛋白質和碘時頭髮會發乾、無光澤、容易折斷；缺Ｂ群維生素時會出現脂溢性皮炎和頭髮脫落現象。

　　脫髮的現象主要發生在中老年人、慢性病患者、遺傳性脫髮、保養失當的人身上，受到輻射的影響也會脫髮。

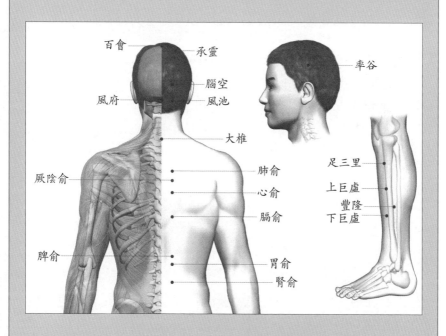

【取穴】

大椎：頸部最高骨、第7頸椎棘突下。

足三里：小腿外側，外膝眼下3寸（約4橫指）。

百會：兩耳尖直上，與前正中線交會處。

肺俞、厥陰俞、心俞、膈俞、脾俞、胃俞：第3、4、5、7、11、12胸椎棘突下，旁開1.5寸（約2橫指）。

腎俞：第2腰椎棘突下，旁開1.5寸（約2橫指）。

豐隆：小腿外側中線上，距脛骨前緣外2橫指。

上巨虛：犢鼻穴下6寸，距脛骨前緣外1個中指的橫指。

下巨虛：犢鼻穴下9寸，距脛骨前緣外1個中指的橫指。

風池：頸後，與風府相平，在斜方肌與胸鎖乳突肌之間。

率谷：耳尖直上1.5寸處（約2橫指）。

承靈：當前髮際上4寸，頭正中線旁開2.25寸。

腦空：在頭部，當枕外隆凸的上緣外側，頭正中線旁開2.25寸。

風府：後髮際正中直上1寸。

【治療方法】

1. 百會、風府、大椎、率谷、承靈、腦空、風池等穴位採用平補平瀉法，輕柔點按穴位，按一定順序反覆刺激，每穴每次1分鐘，重複2～3次。

2. 肺俞、厥陰俞、心俞、膈俞、脾俞、胃俞、腎俞等穴位面刮或厲刮法，由上而下刮拭。

3. 足三里、上巨虛、下巨虛、豐隆等穴位採用厲刮法由上

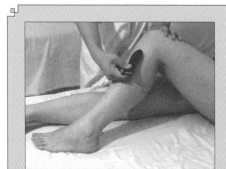
刮足三里

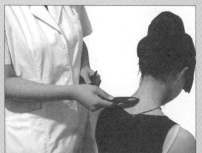
刮大椎

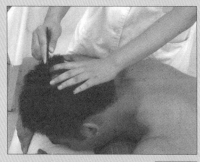
刮百會

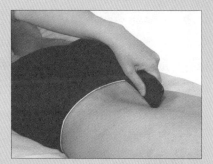
刮胃俞等

而下刮拭。

【日常保健】

1. 不用尼龍梳子和頭刷。勤洗髮，少染髮、燙髮。

2. 戒菸，節制飲酒，避免暴曬。

3. 不吃辛辣油膩食物。保持攝入營養的均衡性與多樣性。可多吃一點兒含有非常豐富的鐵、鈣和維生素 A 以及對頭髮有滋補作用的食物，如牛奶、家禽、蔬菜和蛋白質含量高的魚、瘦肉、水果等。

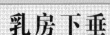

乳房下垂

　　乳房下垂多見於女性哺乳過後，乳房形狀變化，不能恢復原來的挺直位置，出現下垂。產後胸部下垂的原因主要有：

　　①哺乳：新媽媽哺乳期身體能量消耗較大，過於勞累，營養補充不足，使體內儲備的脂肪耗竭、體形明顯消瘦，乳房間質的脂肪也隨之消耗而引起乳房鬆弛萎縮。

　　②雌激素的影響：妊娠期及產褥期由於大量的雌孕激素作用，使乳腺管、腺泡增生，脂肪含量增加，乳房豐滿，而斷奶後，激素水準下降，乳腺腺體萎縮，腺泡塌陷、消失，結締組織重新取代脂肪組織，乳房則出現萎縮變小現象。

　　③佩戴胸罩尺碼不符：部分婦女哺乳期不懂得保護乳房，沒有注意佩戴合體型的胸罩支持承托乳房，使乳房的懸韌帶變得鬆弛導致乳房下垂。

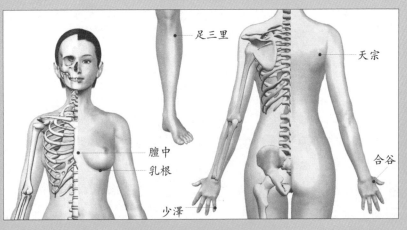

【取穴】

足三里：小腿外側，外膝眼下3寸（約4橫指）。

合谷：第2指骨橈側凹陷處。

膻中：兩乳頭連線中點處，胸骨柄上。

乳根：乳頭直下，乳房下溝凹陷處，相當第5肋間。

天宗：在肩胛岡下方凹陷處，平對第4胸椎。

少澤：手小指指甲角尺側0.5寸。

【治療方法】

1. 面刮雙側天宗。

2. 由上而下刮拭膻中。

3. 輕柔點按乳根。

4. 點按並角刮雙側足三里、合谷、少澤。

【日常保健】

1. 進行乳房按摩。在每天晚上臨睡前對胸部進行按摩。用一隻手的食指、中指及無名指併攏並放在乳房上，以乳頭為中心點，以順時針的方向和畫圈的方式從乳房的外側向內側進行按摩，兩側的乳房各進行10次，可以起到促進胸部血液循環、增強乳房的營養吸收作用。

2. 哺乳期正確餵奶。在哺乳期，新媽媽應該採取正確的哺乳方式，兩側乳房交替進行餵奶。

3. 多吃瘦肉和雞蛋。

4. 運動是最健康有效的美胸方法，可以使胸部看上去更加豐滿堅挺。

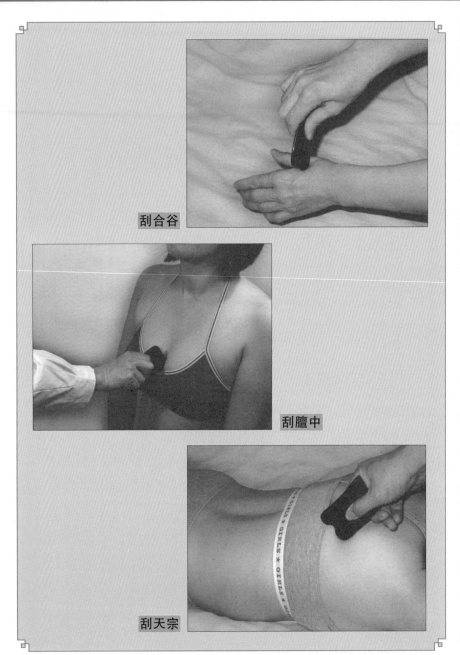

刮合谷

刮膻中

刮天宗

肥　胖

　　肥胖是指一定程度的明顯超重與脂肪層過厚，是體內脂肪，尤其是甘油三酯積聚過多而導致的一種狀態。由於食物攝入過多或機體代謝的改變，而導致體內脂肪積聚過多造成體重過度增長並引起人體病理、生理改變。

　　評定標準：

　　肥胖度＝（實際體重－標準體重）÷標準體重×100％

　　成人標準體重：〔身高（公分）－100〕×90％

　　體重指數（BMI）＝體重（公斤）÷身高^2（公尺^2）

　　實際體重超過標準體重10％～19％為超重；超過20％為肥胖；20％～30％為輕度肥胖，30％～50％為中度肥胖，＞50％為重度肥胖。

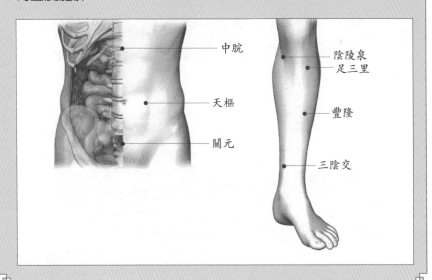

中脘

天樞

關元

陰陵泉
足三里

豐隆

三陰交

【取穴】

關元：臍下3寸（約4橫指）。

足三里：小腿外側，外膝眼下3寸（約4橫指）。

天樞：平臍，左右各旁開2寸。

三陰交：內踝尖上3寸（約4橫指），脛骨內側面後緣。

中脘：臍與劍突的中點。

陰陵泉：脛骨內側髁內下方凹陷處。

豐隆：小腿外側中線上，距脛骨前緣外2個中指的橫指。

【治療方法】

1. 厲刮或面刮的瀉法刮拭中脘、天樞、關元。

2. 角刮瀉法刮拭三陰交、陰陵泉、足三里、豐隆。

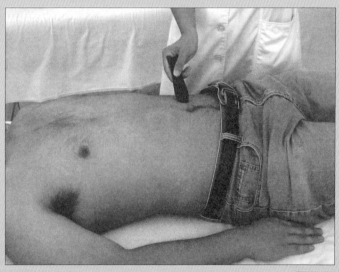

刮天樞

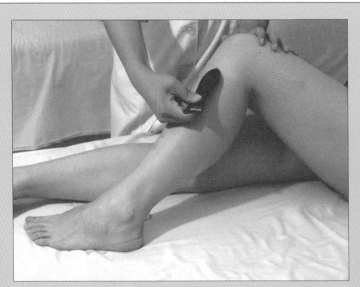

刮足三里

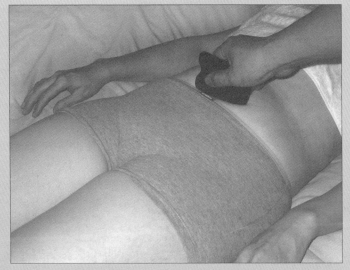

刮關元

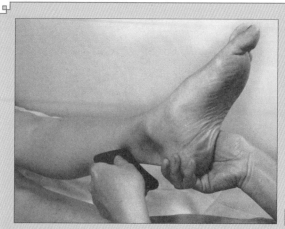
刮三陰交

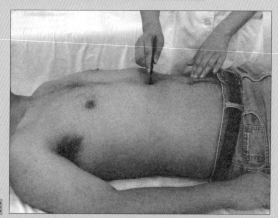
刮中脘

【日常保健】

1. 增加耐力性運動。可選擇步行、慢跑、自行車、游泳、球類、體操、舞蹈等，運動不能劇烈，時間可以長一些，以消耗多餘的能量。

2. 合理的飲食營養，每餐七八分飽即可；保持充足睡眠，不熬夜，也不要睡眠過多。

身體過瘦

身體過瘦或稱體重不足，指體內脂肪與蛋白質減少，體重下降超過正常標準10％時，即稱為消瘦。

體重不足的簡易計算方法是：

成人標準體重：〔身高（公分）-100〕×90％，低於標準體重20％以上為體重不足。

消瘦者不僅容易疲倦、體力差，而且抵抗力低、免疫力差、耐寒抗病能力弱，易患多種疾病。

消瘦的中老年人易患骨質疏鬆，消瘦的青年人常伴有腸胃疾病，消瘦的女性易出現月經紊亂和閉經，消瘦的兒童則有營養不良和智力發育的問題。

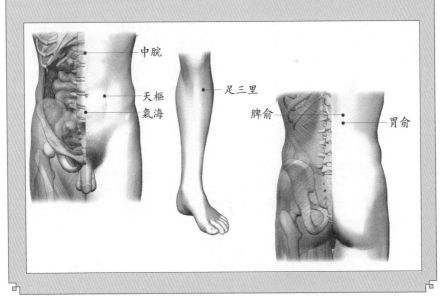

【取穴】

氣海：臍下1.5寸（約2橫指）。

足三里：小腿外側，外膝眼下3寸（約4橫指）。

天樞：平臍，左右各旁開2寸。

脾俞：第11胸椎棘突下，旁開1.5寸（約2橫指）。

胃俞：第12胸椎棘突下，旁開1.5寸（約2橫指）。

中脘：臍與劍突的中點。

【治療方法】

1. 坐位面刮脾俞、胃俞。
2. 仰臥位45°角刮中脘、天樞、氣海。
3. 角刮足三里。

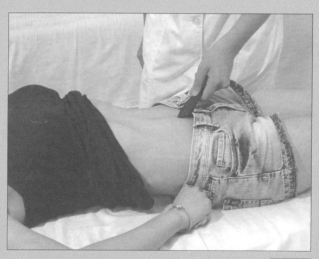

刮氣海

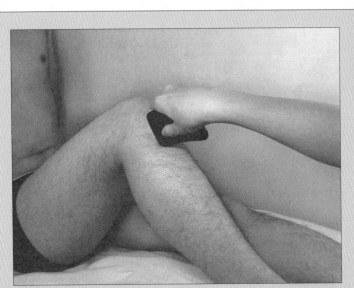

刮足三里

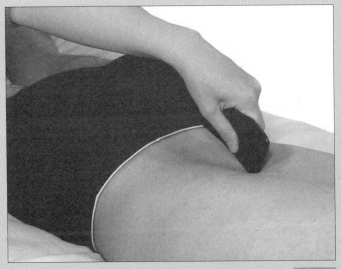

刮胃俞

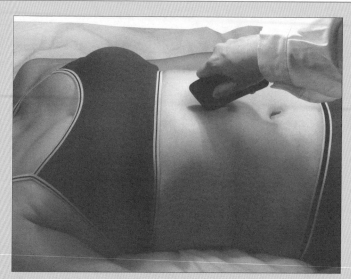

刮中脘

【日常保健】

1. 均衡合理的飲食，適當增加一些有利於長胖食物的攝入，即高熱量、高脂肪、高糖分的「三高」食品。

2. 良好的睡眠品質，胃口也會跟著變好，腸胃也能更好地吸收營養。

3. 增加運動，增加自己的鍛鍊時間，因為運動不僅能夠強壯身體，還能夠有效地提高食慾。

魚尾紋

　　魚尾紋是指在人的眼角和鬢角之間出現的皺紋，其紋路與魚兒尾巴上的紋路很相似，故被形象地稱為魚尾紋。魚尾紋的形成，是由於神經內分泌功能減退，蛋白質合成率下降，真皮層的纖維細胞活性減退或喪失，膠原纖維減少、斷裂，導致皮膚彈性減退，眼角皺紋增多，以及日曬、乾燥、寒冷、洗臉水溫度過高、表情豐富、吸菸等導致纖維組織彈性減退。

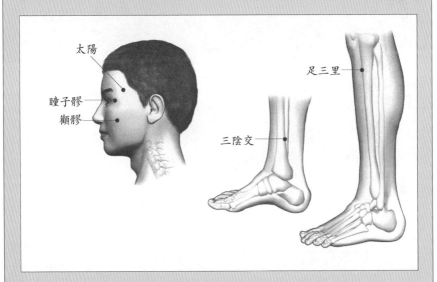

太陽

瞳子髎

顴髎

足三里

三陰交

【取穴】

足三里：小腿外側，外膝眼下3寸（約4橫指）。

太陽：眉梢與外眼延長線交會處。

三陰交：內踝尖上3寸（約4橫指），脛骨內側面後緣。

瞳子髎：外眼角外側0.5寸，眶外緣處。

顴髎：眼外角直下，顴骨下緣凹陷處。

【治療方法】

1. 顴髎、太陽、瞳子髎操作以點按為主，隨時補充介質，手法宜輕宜柔旋轉移動，至皮膚紅潤及有穴位酸脹的特殊感覺為止。

2. 足三里、三陰交穴以角刮法施術。

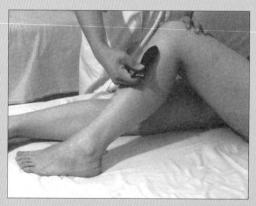

刮足三里

【日常保健】

1. 外用眼部護理產品，能夠及時補充眼周皮膚水分，減輕皺紋產生。

2. 可選擇一些雞蛋黃、豬蹄、雞骨等食用，是一種簡便易行而且經濟的方法，適用於較淺的魚尾紋。

第三章

刮痧緩解疼痛

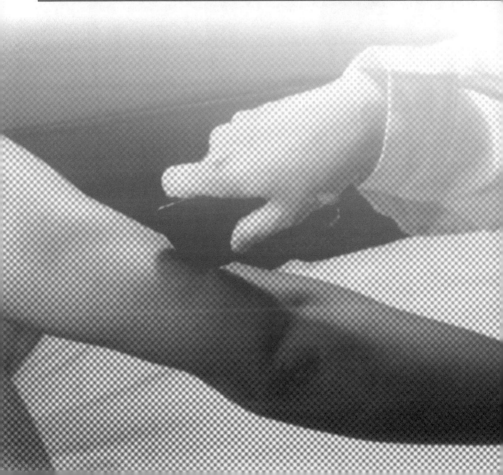

頭 痛

　　頭痛是臨床常見的症狀，多由神經痛、顱內感染、顱內占位病變、腦血管疾病、顱外頭面部疾病以及全身疾病如急性感染、中毒等引起，發病年齡常見於青年、中年和老年。

　　引起頭痛的原因很多，明確診斷是治療頭痛症狀的重點，要及時診治，以免貽誤病情。

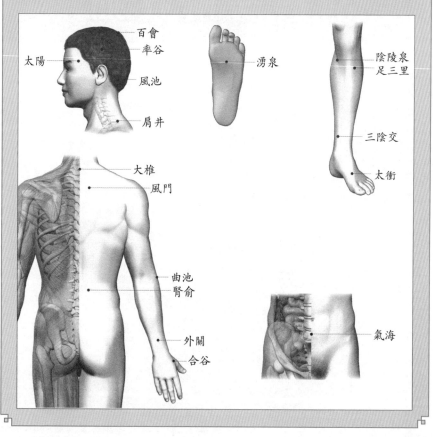

【取穴】

大椎：頸部最高骨、第7頸椎棘突下。

氣海：臍下1.5寸（約2橫指）。

足三里：小腿外側，外膝眼下3寸。

百會：兩耳尖直上，與前正中線交會處。

太陽：眉梢與外眼延長線交會處。

三陰交：內踝尖上3寸（約4橫指），脛骨內側面後緣。

太衝：第1、第2趾骨結合處前方凹陷處。

合谷：第2指骨橈側凹陷處。

陰陵泉：脛骨內側髁內（約4橫指）下方凹陷處。

湧泉：第2、3趾趾縫紋頭與足跟連線的上1/3處。

風門：第2胸椎棘突下，旁開1.5寸（約2橫指）。

腎俞：第2腰椎棘突下，旁開1.5寸（約2橫指）。

曲池：肘橫紋中，尺澤與肱骨外上髁之中點。

外關：在腕背橫紋上2寸，尺骨橈骨之間。

風池：頸後，與風府相平，在斜方肌與胸鎖乳突肌之間。

率谷：耳尖直上1.5寸處（約2橫指）。

肩井：當大椎穴與肩峰端連線的中點上。

【治療方法】

1. 依次刮拭百會、率谷、太陽、風池、天柱穴。由上而下依次刮拭大椎、風門、肩井、腎俞。

3. 面刮氣海。

4. 角刮合谷、外關、列缺、曲池、太衝、三陰交、足三

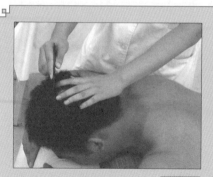

刮百會

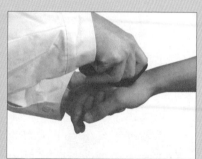

刮合谷

里、陰陵泉、豐隆、湧泉。

【日常保健】

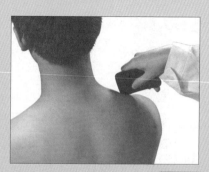

刮肩井

1. 避免食用可能引起頭痛的危險食物。在預防頭痛時應避免一些危險的食物如巧克力、乾酪、燻肉等，減少或避免食用引起頭痛的食物可很好地阻止頭痛的發生。

2. 應清楚所服用藥物的副作用、服用方法等方面內容。如果頭痛時服用解熱止痛藥如阿司匹林，要避免同時食用維生素C強化食品，如草莓、檸檬、果汁等，否則易引起消化道出血、流鼻血不止等現象。

3. 應避免長時間久坐，多運動，保持充沛的體力和舒暢的心情。

肩膀僵硬酸痛

　　肩膀僵硬酸痛主要由肩關節周圍炎引起。肩關節周圍炎簡稱肩周炎，又稱為漏肩風、凍結肩或五十肩。此外，外傷、感染、風濕病都可能引起肩膀僵硬酸痛。患者的主要症狀為肩部持續疼痛，當遇到風寒會感覺酸痛加重，患側上肢抬高、旋轉、前後擺動受限。如不及時治療，拖延日久可使關節粘連，患側上肢無力甚至形成廢用性萎縮。

　　該病多見於50歲左右的中年人，青年與老年人也有發生。疼痛特點是胳膊一動就痛，不動不痛或稍痛，梳頭、穿衣、提物、舉高都有困難。發作嚴重時可疼痛難忍，徹夜不眠。

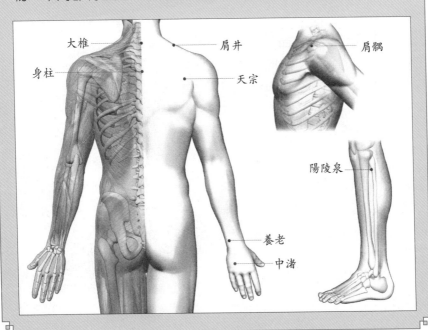

大椎

身柱

肩井

天宗

肩髃

陽陵泉

養老

中渚

【取穴】

大椎：頸部最高骨、第7頸椎棘突下。

陽陵泉：腓骨小頭前下方凹陷處。

養老：尺骨小頭近端凹陷處。

肩髃：肩胛骨肩峰端最前段下方凹陷處，當臂外展是肩峰前方凹陷處。

身柱：第3胸椎棘突下凹陷處。

天宗：在肩胛骨肩胛岡下方凹陷處，平對第4胸椎。

中渚：手背部，第4、5掌指關節後方凹陷處。

肩井：當大椎穴與肩峰端連線的中點上。

【治療方法】

1. 坐位，依次面刮大椎、身柱，患處肩部的肩井、天宗。

2. 如果伴有上肢的疼痛酸沉，角刮患側肩髃、肩膠。

3. 遠程角刮雙側陽陵泉。

【日常保健】

1. 座椅高矮要調節到舒適位置，最好選擇腰部、頸部有支撐的座椅。

2. 保頸護肩預防風寒。

3. 堅持活動，保持功能。

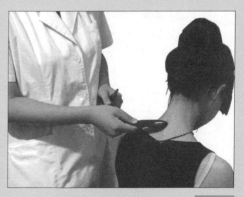

刮大椎

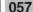

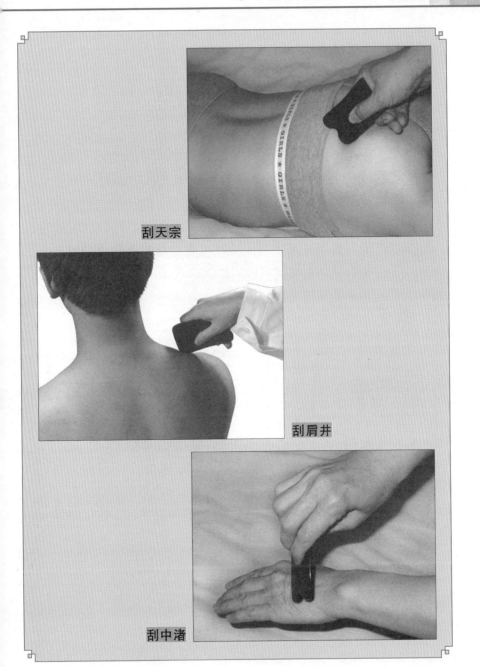

刮天宗

刮肩井

刮中渚

腰痛

腰痛是指腰部一側或兩側或正中等處發生疼痛。腰痛是一個症狀，不是一個獨立的疾病，引起腰痛的原因是多方面的，如現代醫學的腎病、風濕病、類風濕病、腰肌勞損、脊椎外傷、婦科疾患等。

如果出現持續且不明原因的腰痛，不要掉以輕心，應儘快到醫院確診，以免延誤病情。這裡主要討論的是腰肌筋膜炎、腰椎間盤突出、腰肌勞損出現的腰痛症狀。

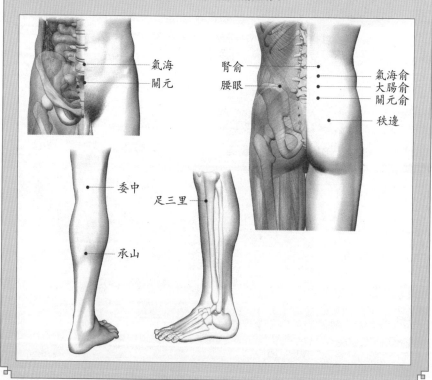

【取穴】

關元：臍下3寸（約4橫指）。

氣海：臍下1.5寸（約2橫指）。

足三里：小腿外側，外膝眼下3寸（約4橫指）。

委中：膕橫紋中點。

腎俞、氣海俞、大腸俞、關元俞：第2、3、4、5腰椎棘突下，旁開1.5寸（約2橫指）。

承山：當伸直小腿或足跟上提時腓腸肌肌腹下出現三角形凹陷處。

秩邊：平第4骶後孔，骶正中嵴旁開3寸（約4橫指）。

腰眼：當第4腰椎棘突下，旁開約3.5寸凹陷中。

【治療方法】

1. 俯臥位，補法面刮腎俞、氣海俞、大腸俞、關元俞、秩

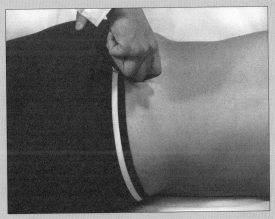

刮秩邊

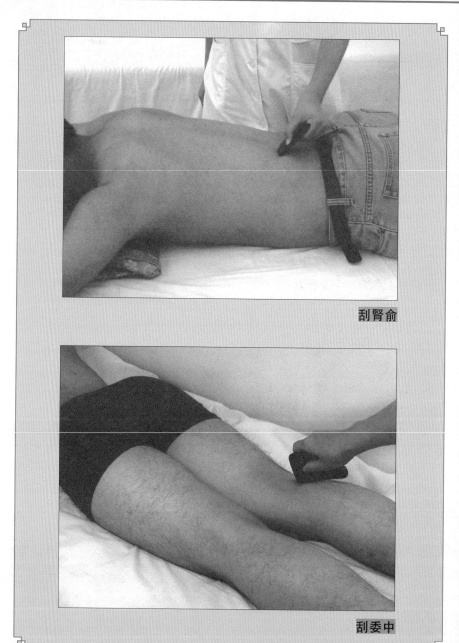

刮腎俞

刮委中

邊、腰眼穴。刮拭時注意詢問腰痛點位置，找出阿是穴，面刮或角刮。以上穴位在刮拭後，可加揉按法加強療效。

2. 角刮委中、承山、足三里。

【日常保健】

1. 選一雙大小適合、鞋底彈性適中的好鞋，對於減輕腰部肌肉緊張，預防腰部疼痛有好處。

2. 睡硬板床可以減少腰部承受的壓力，有利於腰部肌肉和腰椎健康。

3. 無論運動或體力勞動，使用腰部力量時要擺正重心，儘量保持兩側腰肌受力均衡，對於預防、緩解腰痛很重要。

4. 減輕體重。

5. 避免疲勞駕駛。

腕關節扭挫傷疼痛

在運動、工作時，突然地旋轉、扭轉或過度用力可能造成腕關節的扭挫傷，受傷局部可找到明顯痛點，腕關節活動角度受到限制，手的握力同時下降。

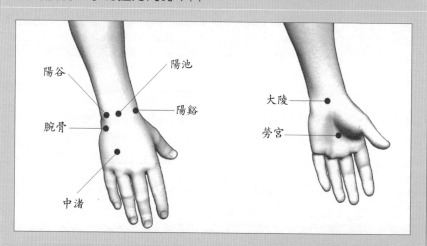

【取穴】

大陵：腕橫紋中間，掌長肌腱與橈側腕屈肌腱之間。

中渚：手背部，第4、5掌指關節後方凹陷處。

勞宮：握拳時中指尖所指處。

陽池：手背部，指伸肌腱尺側凹陷處。

陽谿：手背部，大拇指後方，拇指蹺起時凹陷處。

腕骨：腕部尺側，第5掌骨與鉤骨之間凹陷處。

陽谷：腕部尺側，尺骨與三角骨之間凹陷處。

【治療方法】

1. 輕柔點按患處阿是穴、陽池、陽谿、腕骨、陽谷、大陵。

2. 順著掌骨向腕關節的方向刮拭患處中渚、勞宮。

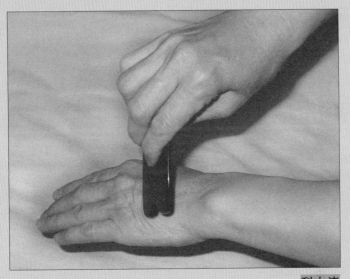

刮中渚

【日常保健】

1. 在工作、運動時，如果腕關節經常旋轉、用力，應配戴護腕防止腕關節損傷。

2. 腕關節損傷後，應儘量減少關節活動。

3. 疼痛時，可以推拿法點按上述穴位以止痛。

肘及前臂疼痛

　　家庭婦女、磚瓦工、木工、網球、羽毛球運動員等需反覆用力做手臂、肘關節活動。如果應力超出前臂、肘關節適應能力，將損傷伸肌總腱及其筋膜，產生肘、前臂局限性的疼痛和壓痛。

【取穴】

　　曲池：肘橫紋中，尺澤與肱骨外上髁之中點。

　　手三里：曲池下2寸處。

　　天井：肘尖正上方凹陷處。

　　下廉：曲池與陽谿連線上，曲池下4寸。

　　上廉：曲池與陽谿連線上，曲池下3寸。

　　肘髎：曲池上方1寸，當肱骨邊緣處。

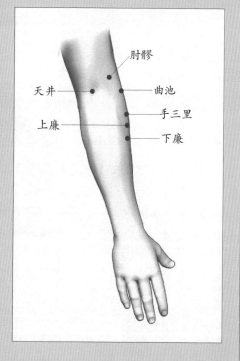

【治療方法】

　　尋找痛點，輕柔點按阿是穴、肘髎、曲池、手三里、天井、下廉、上廉。

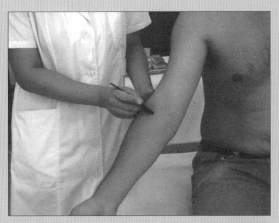

刮曲池

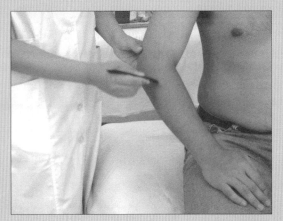

刮手三里

【日常保健】

1. 腕關節損傷後，應儘量減少關節活動。

2. 大運動量上肢運動前，應做充分的準備活動。

頸部疼痛

　　頸椎部疼痛是中老年人常見的病症之一。由於慢性勞損、頸椎退行性變、椎間盤突出、骨質增生等原因引起。除了頸部僵硬、疼痛、活動受限之外，還可能引起肩臂頑麻、頭暈、噁心嘔吐、心慌、眩暈、耳目不聰等症狀。大部分的脖子痛會自行好轉，只有下列情形需要進一步求醫和治療：

　　① 有神經學上的病變或缺失時（例如手腳無力或感覺喪

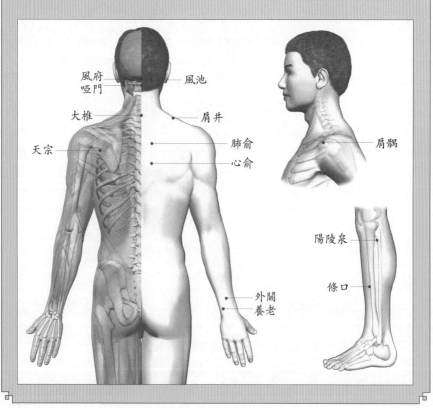

失），可能表示神經有受損。

② 持續疼痛合併上肢麻木、疼痛，眩暈等現象時。

【取穴】

大椎：頸部最高骨、第7頸椎棘突下。

肺俞：第3胸椎棘突下，旁開1.5寸（約2橫指）。

心俞：第5胸椎棘突下，旁開1.5寸（約2橫指）。

陽陵泉：腓骨小頭前下方凹陷處。

養老：尺骨小頭近端凹陷處。

肩髃：肩胛骨肩峰端最前段下方凹陷處，當臂外展時肩峰前方凹陷處。

外關：腕背橫紋上2寸，尺骨橈骨之間。

風池：頸後，與風府相平，在斜方肌與胸鎖乳突肌之間。

天宗：在肩胛骨肩胛岡下方凹陷處，平對第4胸椎。

條口：當犢鼻下8寸（小腿外側中點處），距脛骨前緣1橫指。

風府：後髮際正中直上1寸。

肩井：當大椎穴與肩峰端連線的中點上。

啞門：當後髮際正中直上0.5寸，第1頸椎下。

【治療方法】

1. 面刮法刮拭大椎、肩井、天宗、肺俞、心俞。

2. 角刮法刮拭風府、啞門、風池、肩髃。

3. 點按外關、養老、條口、陽陵泉。

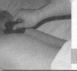
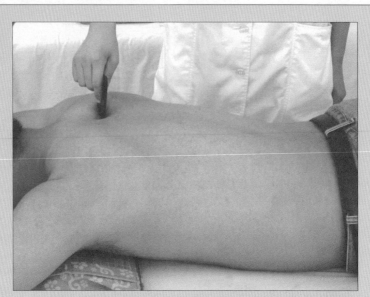

刮肺俞

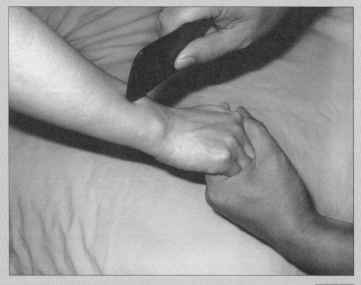

刮外關

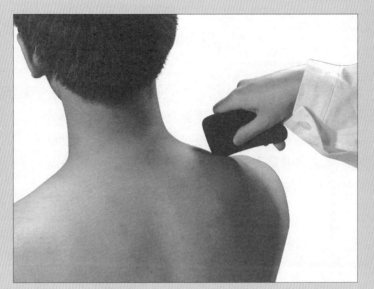

刮肩井

【日常保健】

1. 坐有靠背的椅子，使背部受到適當的支撐，以減少頸部的負擔。

2. 適時休息。頭大約有3.6公斤重，坐太久，對頸部而言是較大的負荷。

3. 避免經常低頭。 減少電話聊天時間。

4. 睡高矮、軟硬合適的枕頭。

5. 戴圍巾。在濕冷的天氣，保護頸部，預防僵硬及酸痛。

肋間神經痛

肋間神經痛是一組症狀，由於肋間神經受到壓迫、刺激等損害而出現的一個或幾個肋間部位發生的經常性疼痛。

原發性肋間神經痛極少見，繼發性者多與病毒感染、毒素刺激、機械損傷及異物壓迫等有關。其疼痛性質多為刺痛或灼痛，並沿肋間神經分佈。

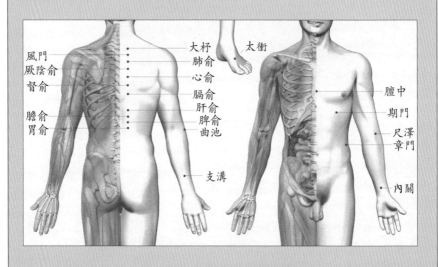

【取穴】

大杼、風門、肺俞、厥陰俞、心俞、督俞、膈俞、肝俞、膽俞、脾俞、胃俞：第1、2、3、4、5、6、7、9、10、11、12胸椎棘突下，旁開1.5寸（約2橫指）。

太衝：第1、2趾骨結合處前方凹陷處。

內關：腕掌橫紋上2寸，兩筋之間。

膻中：兩乳頭連線中點處，胸骨柄上。

尺澤：在肘橫紋上，肱二頭肌橈側凹陷處。

曲池：肘橫紋中，尺澤與肱骨外上髁之中點。

支溝：當陽池穴與肘尖的連線上，腕背橫紋上3寸。

期門：乳頭直下，第6肋間隙。

章門：第11浮肋前端下方。

【治療方法】

1. 依次面刮大杼、風門、肺俞、厥陰俞、心俞、督俞、膈俞、肝俞、膽俞、脾俞、胃俞。

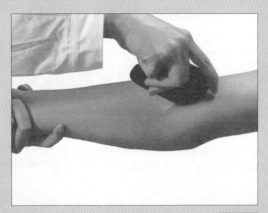

刮尺澤

2. 沿肋間隙由內向外刮拭膻中、期門、章門、阿是穴。

3. 角刮支溝、內關、尺澤、曲池、太衝。

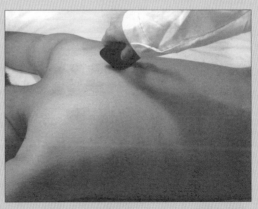

刮肺俞等

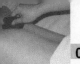
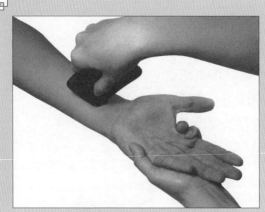

刮內關

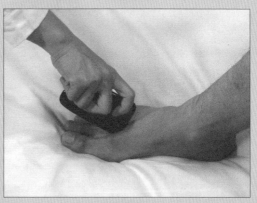

刮太衝

【日常保健】

1. 天氣轉涼要避免感冒，經常開窗通風換氣，保持室內空氣新鮮。

2. 多參加體育活動，勞逸結合，增強自身抵抗力。

3. 工作時應注意提高防護意識，提防胸肋軟骨、韌帶損傷。

膝關節疼痛

引起膝關節疼痛的原因很多，有以下幾種常見的情況：

1. 半月板損傷

半月板損傷會有明顯的膝部撕裂感，隨即關節疼痛，活動受限，走路跛行，關節腫脹，關節活動時有彈響。

2. 膝關節創傷性滑膜炎

滑膜細胞分泌滑潤液，由於外傷或過度勞損等因素損傷滑膜，會產生大量積液，使關節內壓力增高，很容易引起關節粘連，影響正常活動。患者會感覺膝關節疼痛、腫脹、壓痛，滑膜有摩擦聲響。

3. 膝關節骨性關節炎

這種病症多見於中老年，女性居多，負荷過重是致病的主要原因。膝關節腫脹、疼痛，有時活動關節時會有摩擦音。膝部可能出現內翻畸形並伴有內側疼痛。

4. 脂肪墊勞損

脂肪墊勞損的發病原因可能是由於外傷或者是長期摩擦引起脂肪墊充血、肥厚或與髕韌帶發生粘連，多見於經常步行、登山或者蹲起運動較頻繁的30歲以上人群。

5. 膝關節韌帶損傷

多見膝關節內側副韌帶損傷，患者會有明確的外傷史，膝關節內側疼痛、壓痛，小腿被動外展時疼痛加劇，膝關節內側有腫脹，幾天後會出現瘀斑。膝關節活動會受到限制。

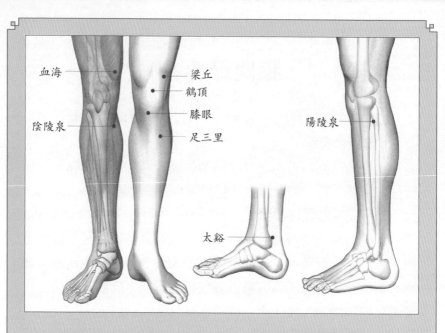

【取穴】

足三里：小腿外側，外膝眼下3寸（約4橫指）。

血海：大腿內側，髕底上2寸。

梁丘：脛骨外上緣直上2寸。

陰陵泉：脛骨內側髁內下方凹陷處。

太谿：內踝尖與跟腱之間凹陷處。

陽陵泉：腓骨小頭前下方凹陷處。

鶴頂：髕底的中點上方凹陷處。

膝眼：髕韌帶兩側凹陷處。

【治療方法】

1. 面刮患側的血海、梁丘。

2. 角刮患側的鶴頂、內外膝眼、陰陵泉、太谿、陽陵泉、足三里。

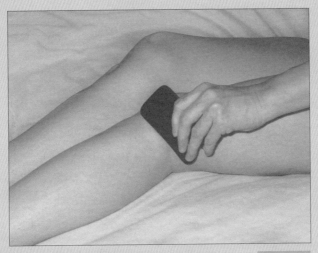

刮足三里

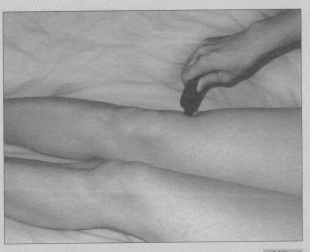

刮梁丘

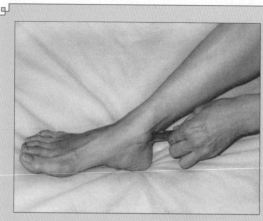

刮太谿

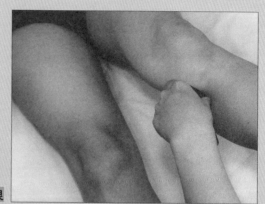

刮陰陵泉

【日常保健】

1. 出現持續性膝關節疼痛時要儘早就醫並明確診斷。

2. 選一雙有彈性、跟腳、舒適的好鞋，是對膝關節最好的保健。

3. 適當活動膝關節。疼痛患者要結合醫生的指導和自身感受適當運動。鍛鍊過後，按摩膝關節周圍肌肉組織，充分放鬆膝關節。

落枕

　　落枕指入睡前並無任何症狀，早起後卻感到頸背部明顯酸痛，頸部活動受限，淺層肌肉觸摸時較為僵硬。

　　落枕的主要原因是睡眠時枕頭不合適，過高、過低或過硬，當頭頸處於過伸或過屈狀態時，可引起頸部一側肌肉緊張，使頸椎小關節扭錯而發生靜力性損傷。但是，臨床還可能出現反覆落枕的情況，多由頸椎病引起，應及時就醫。

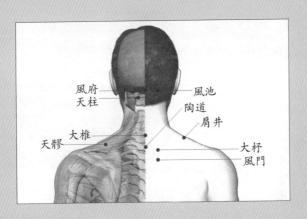

【取穴】

大椎：頸部最高骨、第7頸椎棘突下。

大杼：第1胸椎棘突下旁開1.5寸（約2橫指）。

風門：第2胸椎棘突下，旁開1.5寸（約2橫指）。

風池：頸後，與風府相平，在斜方肌與胸鎖乳突肌之間。

風府：後髮際正中直上1寸。

陶道：當後正中線上，第1胸椎棘突下凹陷中。

天柱：後髮際外側，斜方肌外側凹處。

肩井：當大椎穴與肩峰端連線的中點上。

天髎：當肩胛骨上角處。

【治療方法】

1. 面刮法刮拭大杼、風門、大椎、陶道。

2. 角刮，由上而下順勢刮拭患側風府、天柱。

3. 角刮，由上而下順勢刮拭患側風池、天髎、肩井。

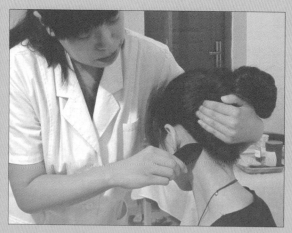

刮風池

【日常保健】

1. 使用合適的枕頭。注意頸部保暖。

2. 頸椎病的主要誘因是工作學習時姿勢不正確，良好的工作姿態能減少勞累，避免損傷。

小腿肚抽筋

　　小腿肚抽筋指小腿突然產生的痙攣，容易發生在疲勞、游泳、久坐、久站時。一般認為抽筋是由缺鈣、受涼、局部神經血管受壓而引起。

【取穴】

　　委中：膕橫紋中點。

　　承筋：腓腸肌肌腹中央，委中下5寸。

　　承山：當伸直小腿或足跟上提時腓腸肌肌腹下出現三角形凹陷處。

　　飛揚：承山外下方1寸。

　　崑崙：外踝尖與跟腱之間凹陷處。

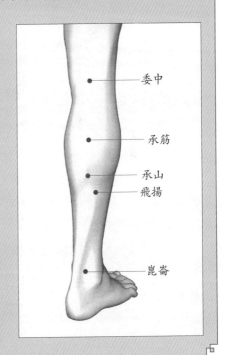

委中

承筋

承山
飛揚

崑崙

【治療方法】

　　刮痧板點按委中、承筋、承山、飛揚、崑崙。

【日常保健】

1.攝入鈣質豐富的食物

平時多曬太陽，適量補充

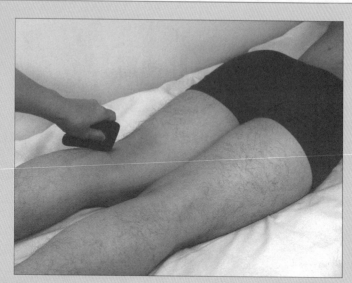

刮委中

牛奶、蝦皮等食物。特別是孕婦，懷孕期間更應注意鈣的攝入。

2. 調整腓腸肌狀態

避免仰臥、走路或游泳等時間過長，以免下肢過度疲勞。

3. 注意保暖

寒冷刺激特別是冬季室溫低，睡眠時小腿著涼容易出現痙攣。

4. 緊急處理

小腿肚抽筋可扳腳趾，使腳板蹺起並持續1分鐘左右；也可以利用推拿方法拇指與其餘四指用力對合從上到下反覆拿捏患肢小腿後側肌肉幾分鐘，緩解腓腸肌痙攣症狀。

生理痛

　　生理痛即痛經，指在月經期間下腹部痙攣性的疼痛，嚴重者疼痛還會延伸到背部或大腿股間，還可能伴隨一些相關的症狀，如噁心、腹瀉、疲倦、頭痛等。

　　痛經分為原發性和繼發性兩種。經過詳細婦科臨床檢查未能發現盆腔器官有明顯異常者，稱原發性痛經，也稱功能性痛經。由子宮內膜異位症、盆腔炎、腫瘤等生殖器官疾病而引發者稱為繼發性痛經。可諮詢醫生對痛經的性質做診斷。

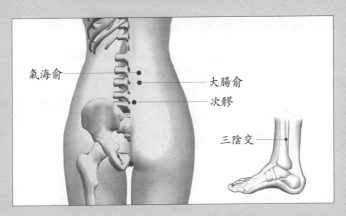

【取穴】

氣海俞：第3腰椎棘突下，旁開1.5寸（約2橫指）。
大腸俞：第4腰椎棘突下，旁開1.5寸（約2橫指）。
次髎：正對第2骶後孔。
三陰交：內踝尖上3寸（約4橫指），脛骨內側面後緣。

【治療方法】

1. 在腰骶部由上而下刮拭氣海俞、大腸俞、次髎。
2. 腹部由上而下依次刮拭氣海、關元、中極。
3. 瀉法角刮三陰交。

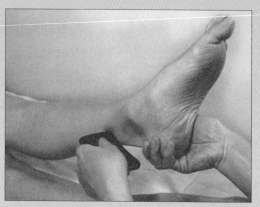

刮三陰交

【日常保健】

1. 疼痛較輕時，可以艾條灸小腹，或用熱水袋、暖寶等溫暖下腹部，稍事休息，可以起到一定的止痛作用。

2. 注意飲食。①平時少吃或不吃過於寒涼性質的食物。②日常注意補充維生素及礦物質，有助於預防或緩解疼痛。③月經來潮前，少食用含有咖啡因的食物，如咖啡、茶、巧克力等。

3. 適當運動。月經來潮前保持適度運動，可減輕經期的疼痛不適感。

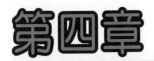

第四章

刮痧緩解症狀

虛冷症

　　虛冷症主要表現是手腳冰涼，冬季多見，即使多穿戴也很難溫暖。嚴重者一年四季手足不得溫暖。除了手腳之外，也有表現為頸部、背部、腰部、膝部、頭部等部位發冷者。老年人或年輕女性多見。

　　一般認為女性全身的肌肉比例較少，能夠產生的能量也相對減少。當身體的代謝降低時，對血液循環也會產生不良影響。血液不能夠順利到達指尖和腳尖，將導致手腳冰冷產生虛冷症。

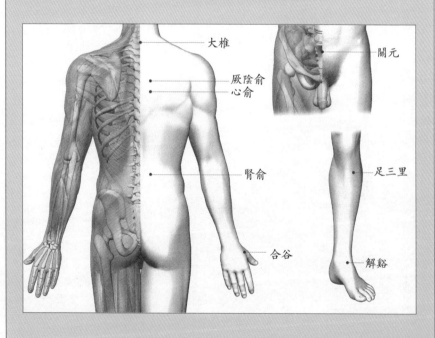

【取穴】

大椎：頸部最高骨、第7頸椎棘突下。

關元：臍下3寸（約4橫指）。

足三里：小腿外側，外膝眼下3寸（約4橫指）。

厥陰俞：第4胸椎棘突下，旁開1.5寸（約2橫指）。

心俞：第5胸椎棘突下，旁開1.5寸（約2橫指）。

腎俞：第2腰椎棘突下，旁開1.5寸（約2橫指）。

合谷：第2指骨橈側凹陷處。

解谿：在足背與小腿交界處的橫紋中央凹陷中。

【治療方法】

1. 先面刮大椎穴，後從上至下依次刮拭兩側厥陰俞、心俞、腎俞。

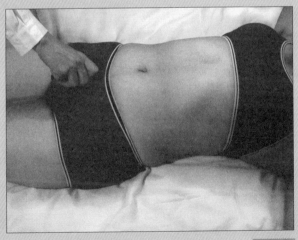

刮關元

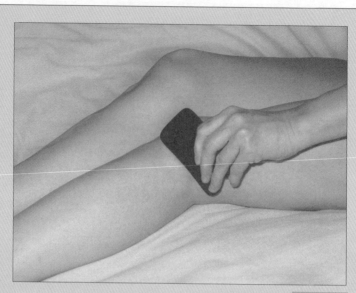

刮足三里

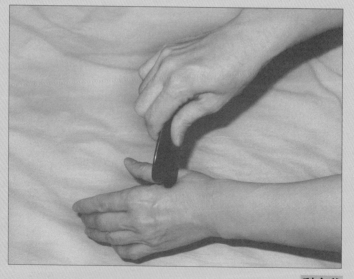

刮合谷

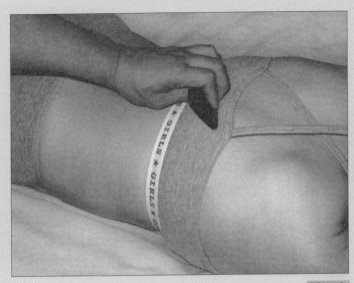

刮心俞

2. 刮拭腹部關元穴。

3. 刮拭雙側合谷、足三里、解谿。

【日常保健】

1. 選取產熱食品。多食用主食、羊肉、牛肉、雞肉、鵪鶉、蝦、牛奶、豆製品、海帶、紫菜、牡蠣、魚、蝦等。

2. 虛冷發生時可灸大椎、身柱、中脘、神闕、關元等穴，可以溫補脾胃，溫通血脈。

3. 摩腹法與搓腎俞、八髎穴法相結合。

4. 適當飲用紅酒。紅酒對虛冷症有改善作用。

5. 溫水洗浴，可以促進血管擴張，改善微循環。

6. 女性適當體育鍛鍊可以增強血液循環和機體產熱能力。

慢性疲勞綜合徵

慢性疲勞綜合症多見於中年人。慢性疲勞綜合徵有類似感冒的症狀，如：喉痛、淋巴結腫脹、低熱、肌痛、關節痛等。精神症狀也表現突出，如：失眠、精神緊張、注意力不集中、健忘、抑鬱、焦慮等。

或伴有大便次數增多、腹脹、心慌、胸悶、易怒、食慾不振、噁心、性欲減退、氣短、尿頻等。此症常誤診為憂鬱症或更年期障礙。

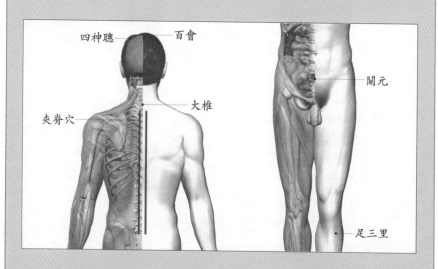

【取穴】

百會：兩耳尖直上，與前正中線交會處。
大椎：頸部最高骨、第7頸椎棘突下。

關元：臍下3寸（約4橫指）。

足三里：小腿外側，外膝眼下3寸（約4橫指）。

夾脊穴：第1胸椎至第5腰椎，棘突下旁開0.5寸。

四神聰：在百會前、後、左、右各開1寸處。

【治療方法】

1. 點按頭部百會、四神聰。

2. 刮拭大椎，刮拭雙側夾脊穴。

3. 分別刮拭關元、雙側足三里。

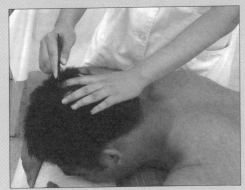

刮百會

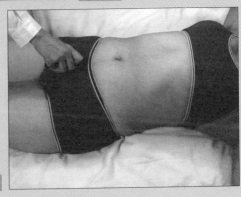

刮關元

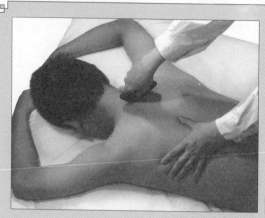

刮大椎

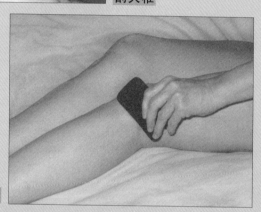

刮足三里

【日常保健】

1. 合理調整生活與工作。調整好生活、工作的關係，才能最好地調整慢性疲勞綜合徵。適當增加休息、睡眠時間和運動時間，注意勞逸結合。保持良好的心態、穩定的情緒才能擁有健康。

2. 為三餐多準備富含維生素的蔬菜、水果，能夠提高免疫力，對抗慢性疲勞綜合徵。

精力減退

　　精力通俗來講指精神氣力。精力減退是當代常見的亞健康的表現症狀之一，與精力充沛相反，隨著工作壓力、生活壓力的增加，中年人常常對工作、生活信心不足，精神渙散，注意力不能集中，食慾、性慾下降。但現代醫學檢查一般無異常。

　　中醫認為精力減退多是由於人體自身陽氣逐漸減少，動力不足造成的，也有因思慮過度而耗傷心脾以致氣血生化無源，心神失養所引發。

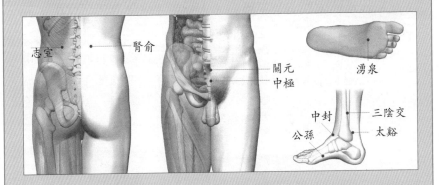

【取穴】

關元：臍下3寸（約4橫指）。

中極：臍中下4寸。

三陰交：內踝尖上3寸（約4橫指），脛骨內側面後緣。

太谿：內踝尖與跟腱之間凹陷處。

湧泉：第2、3趾趾縫紋頭與足跟連線的上1/3處。

公孫：第1蹠骨基底部的前下方，赤白肉際處。

志室：第2腰椎棘突下，旁開3寸（約4橫指）處。

中封：內踝前方，脛前肌腱後方凹陷處。

腎俞：第2腰椎棘突下，旁開1.5寸（約2橫指）。

【治療方法】

1. 刮板點揉中封、公孫、三陰交、湧泉、太谿至出痧。
2. 面刮腹部的中極、關元；背部的志室、腎俞。

【日常保健】

1. 經常與人傾訴心中壓力。人到中年，上有老下有小，或遇工作不順利，壓抑感逐漸產生。

2. 如果能與家人、朋友傾訴，不僅可以緩解心理壓力，也可以得到朋友家人的支持和幫助，得到所遇問題的正確解決辦法。

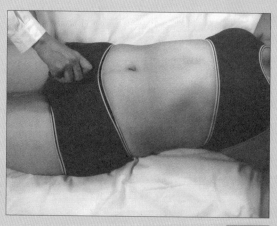

刮關元

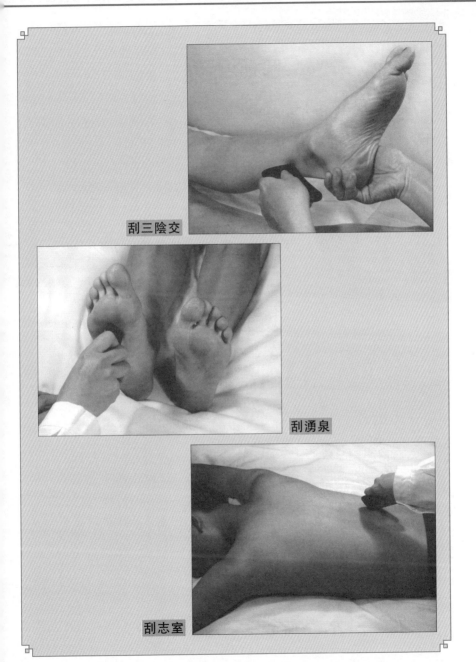

刮三陰交

刮湧泉

刮志室

睡眠不好

　　睡眠不好包括不易入睡、多夢、睡後易醒等睡眠障礙。睡眠不好，可造成第二天的工作無精打采、效率低下，也可能引起頭痛、眩暈、耳鳴、健忘等症狀。

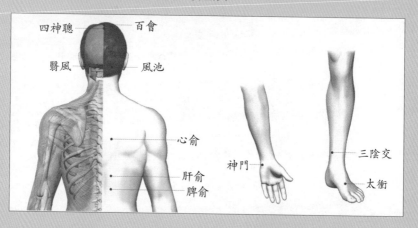

【取穴】

百會：兩耳尖直上，與前正中線交會處。

三陰交：內踝尖上3寸（約4橫指），脛骨內側面後緣。

心俞：第5胸椎棘突下，旁開1.5寸（約2橫指）。

肝俞：第9胸椎棘突下，旁開1.5寸（約2橫指）。

脾俞：第11胸椎棘突下，旁開1.5寸（約2橫指）。

神門：腕掌橫紋尺側。

太衝：第1、2趾骨結合處前方凹陷處。

風池：頸後，與風府相平，在斜方肌與胸鎖乳突肌之間。

翳風：在耳垂後方與乳突之間的凹陷中。

四神聰：在百會前、後、左、右各開1寸處。

【治療方法】

1. 厲刮頭部百會、四神聰、風池、翳風。
2. 面刮心俞、肝俞、脾俞。
3. 點揉神門、三陰交、太衝。

【日常保健】

1. 古人所言的怒、喜、思、悲、恐等情緒超過機體承受能力的時候，將表現出睡眠不好的現象。只有穩定情緒、放鬆心態才能改善睡眠品質，以最好的狀態解決現實問題。

2. 養成良好的生活習慣。就寢時間規律，保證6～9小時睡眠。晚餐八分飽，睡前宜喝杯牛奶，不飲茶，不喝咖啡，不吸菸。睡前用溫水泡腳有益於快速入睡。

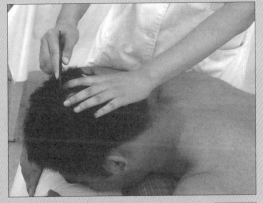

刮百會

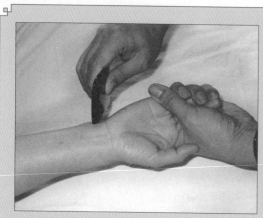

刮神門

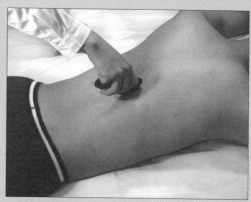

刮脾俞

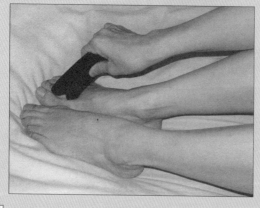

刮太衝

聽力下降

　　聽力下降又稱為聽力減退或聽力障礙，有輕重的區別，輕度的聽力下降，遠距離聽力有障礙，而近距離聽一般談話無困難；中度者，近距離聽話感到困難；重度者，在耳邊大聲呼喊方能聽到。

　　可由中耳炎、鼻炎等五官病引起，也與高血壓、工作壓力過大，如疲勞過度、生活環境雜訊較大、藥物不良反應等因素相關。

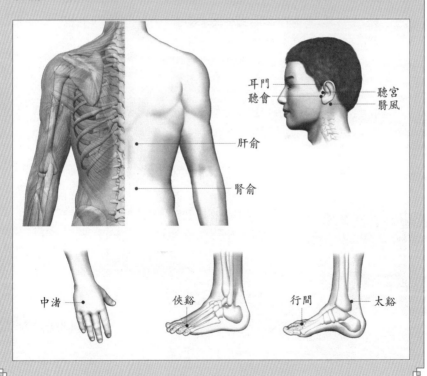

【取穴】

肝俞：第9胸椎棘突下，旁開1.5寸（約2橫指）。

太谿：內踝尖與跟腱之間凹陷處。

俠谿：第4、5趾縫間，趾蹼緣後方赤白肉際處。

中渚：手背部，第4、5掌指關節後方凹陷處。

行間：第1、2趾蹼緣後方赤白肉際處。

翳風：在耳垂後方與乳突之間的凹陷中。

腎俞：第2腰椎棘突下，旁開1.5寸（約2橫指）。

耳門：耳屏上方，下頜骨髁狀突後方，張口凹陷處。

聽宮：耳屏前方，下頜骨髁狀突後方，張口凹陷處。

聽會：屏間切跡前方，下頜骨髁狀突後方，張口凹陷處。

【治療方法】

1. 點按翳風、中渚。

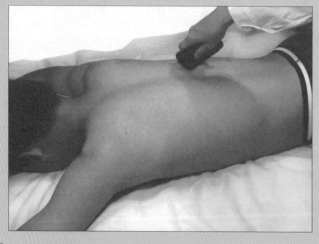

刮肝俞

　　2. 由上而下角刮耳門、聽宮、聽會，刮拭時用力適中，張口刮拭。

　　3. 面刮肝俞、腎俞。

　　4. 點按俠谿、太谿、行間。

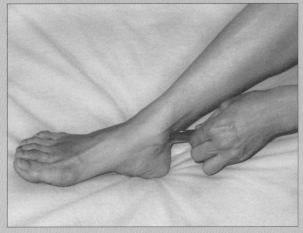

刮太谿

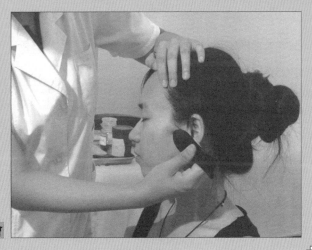

刮聽會

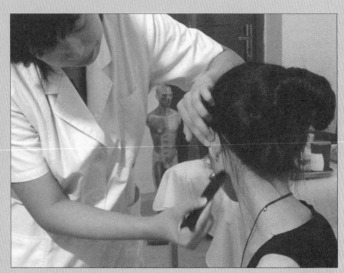

刮翳風

【日常保健】

1. 治療鼻炎或中耳炎等可引起聽力下降的疾病。

2. 對於中老年人來說，要堅持每年體檢，高血脂、高血壓、高血糖會損傷聽力。

3. 減少耳塞尤其是入耳式耳塞聽音樂的時間，耳塞播放可直接損傷聽力。

4. 必要時可以佩戴助聽器幫助提高聽力。

視力減退

隨著年齡的增長，晶狀體的渾濁、睫狀肌調節力的下降、眼底動脈硬化等都會影響視力，導致視力下降。

常見的眼部疾病如青光眼、白內障、眼部炎症、黃斑變性等也會損害視力。

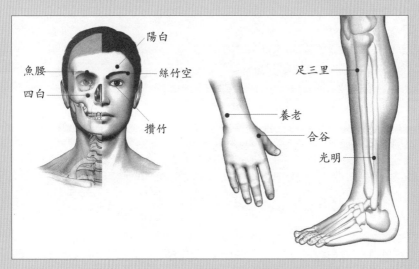

【取穴】

足三里：小腿外側，外膝眼下3寸（約4橫指）。

攢竹：兩眉頭處。

魚腰：兩眉中點處。

絲竹空：兩眉末梢。

四白：瞳孔直下，眶下緣凹陷處。

合谷：第2指骨橈側凹陷處。

養老：尺骨小頭近端凹陷處。

陽白：瞳孔直上，眉上方1寸處。

光明：腓骨前方外踝尖上5寸處。

【治療方法】

1. 輕柔刮拭攢竹、魚腰、絲竹空、四白、陽白。
2. 點按合谷、養老、足三里、光明。

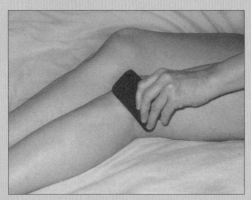

刮足三里

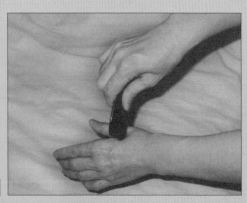

刮合谷

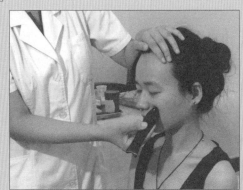

刮四白

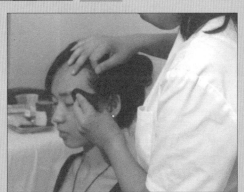

刮絲竹空

【日常保健】

1. 建議定期做眼科檢查，以使一些眼病早期發現，早期治療。

2. 保證充足的睡眠。不能在黑暗環境中看電視、手機等電子產品，不要長時間地閱讀及寫作。

3. 在自然環境中放眼遠望，有益於眼睛放鬆，提高視力。

4. 飲食上多吃菠菜、動物肝臟、芝麻、花生、胡蘿蔔等有益於視力提高的食物。

大便不暢

　　指大便次數減少，或排便困難且排便後仍有殘便感，或伴有腹脹，大便不成形，

　　為大便不暢。常見於老年人、小兒。

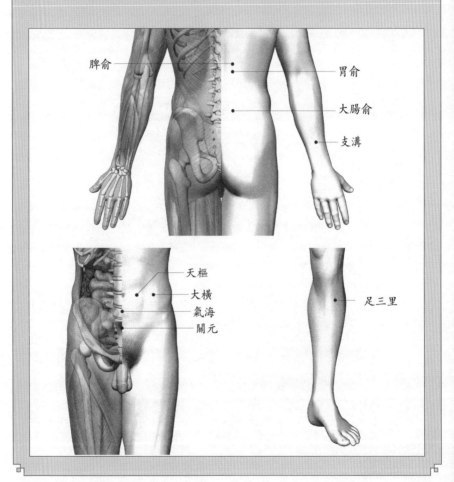

脾俞

胃俞

大腸俞

支溝

天樞

大橫

氣海

關元

足三里

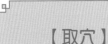

【取穴】

關元：臍下3寸（約4橫指）。

氣海：臍下1.5寸（約2橫指）。

足三里：小腿外側，外膝眼下3寸（約4橫指）。

天樞：平臍，左右各旁開2寸。

大橫：平臍，左右各旁開4寸。

脾俞：第11胸椎棘突下，旁開1.5寸（約2橫指）。

胃俞：第12胸椎棘突下，旁開1.5寸（約2橫指）。

大腸俞：第4腰椎棘突下，旁開1.5寸（約2橫指）。

支溝：當陽池穴與肘尖的連線上，腕背橫紋上3寸。

【治療方法】

1. 面刮脾俞、胃俞、大腸俞。

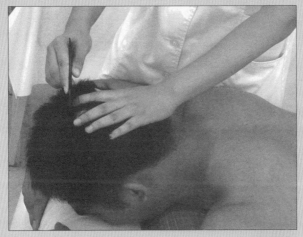

刮百會

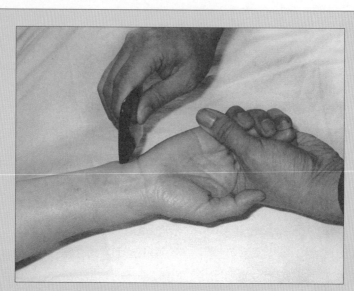

刮神門

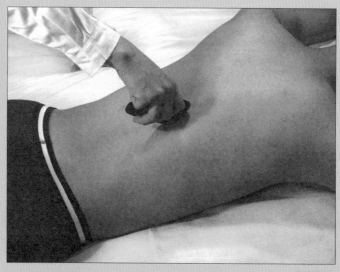

刮脾俞

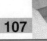

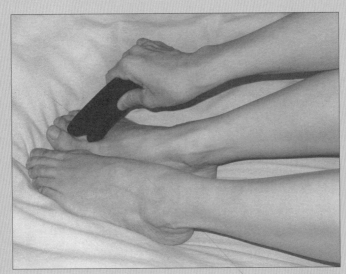

刮太衝

2. 輕柔刮拭天樞、大橫、氣海、關元。

3. 角刮支溝、足三里。

【日常保健】

1. 適當增加膳食纖維在飲食結構中的含量，可以增強腸道蠕動。

2. 用餐講究「八分飽」，大飯量會影響脾胃功能，特別對於幼兒、老年人更應如此。

3. 部分老年人常年大便不暢，多尋求藥物治療。但是，瀉劑長期使用影響營養成分吸收，所以不能長期使用。

4. 養成按時排便的習慣。在排便前可以推揉腹部，從右至左，有促進排便的效果。

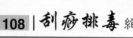
食慾不振

　　食慾不振是指進食的慾望降低，飲食量少，食飲無味。經胃鏡檢查後排除胃腫瘤、胃潰瘍及胃出口阻塞，屬於功能障礙。便秘合併腸蠕動不良、心理或工作壓力過大，不良的飲食習慣（如飯後不走動、暴飲暴食、吃下不易消化之油膩食物、缺乏植物纖維）等因素都會引起。

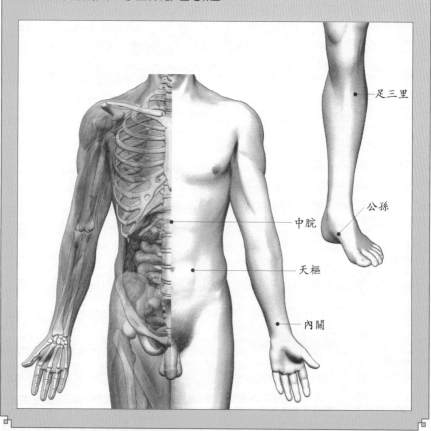

【取穴】

足三里：小腿外側，外膝眼下3寸（約4橫指）。

天樞：平臍，左右各旁開2寸。

內關：腕掌橫紋上2寸，兩筋之間。

中脘：臍與劍突的中點。

公孫：第1蹠骨基底部的前下方，赤白肉際處。

【治療方法】

1. 面刮中脘、天樞。
2. 角刮內關、公孫、足三里。

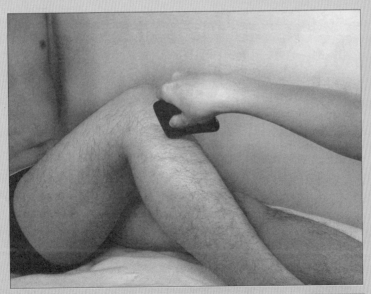

刮足三里

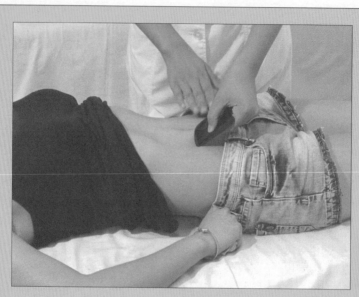

刮天樞

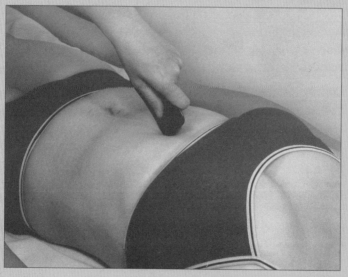

刮中脘

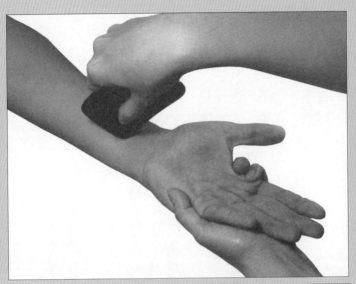

刮內關

【日常保健】

1. 飯前避免精神刺激，適當調整心態，愉悅地進餐。

2. 適當調整食譜，增加開胃食品，如酸、甜口味的山楂、柳丁等。

3. 避免吸菸、酗酒，損傷味蕾。

4. 長期的食慾不振，可能患有胃潰瘍、慢性胃炎等，需及時就醫。

5. 運動有助於食物的消化、吸收，飯前可以適當散步增強食慾。

暈車、暈船

　　乘坐車、船時，因搖晃、震動、車船氣味等刺激引起的不舒服、噁心、眩暈、嘔吐等暈車症狀為暈車或暈船。

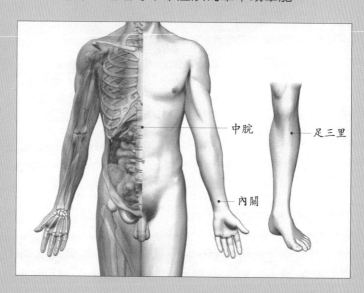

中脘
足三里
內關

【取穴】

足三里：小腿外側，外膝眼下3寸（約4橫指）。

內關：腕掌橫紋上2寸，兩筋之間。

中脘：臍與劍突的中點。

【治療方法】

　　乘坐車、船前可刮拭雙側內關、雙側足三里、中脘。

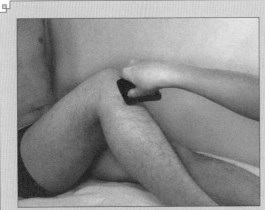

刮足三里

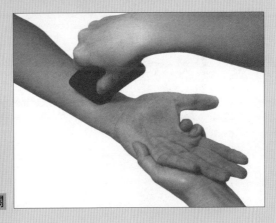

刮內關

【日常保健】

1. 出行應儘量選擇異味少、可透氣的車或船，如果坐車儘量在車身前部座位，這都對改善暈車症狀有幫助。

2. 神經質或有胃腸病的青少年容易發生暈車、暈船症，這提醒家長平時就要保護孩子的脾胃。經常鍛鍊孩子，一點點地降低孩子對車、船晃動的敏感性，即可逐漸治癒。

手機綜合徵

　　手機綜合徵是指因人們經常使用手機所導致的一系列不適症狀的總稱，包括視力下降，頸肩肘腕關節炎，甚至腦瘤等，以及人際交往能力下降和一些心理問題。

　　也有人表現為對手機的強烈的依賴感，沒有電話、資訊就備感焦慮，或者手機在手，玩弄不停，影響工作和學習。

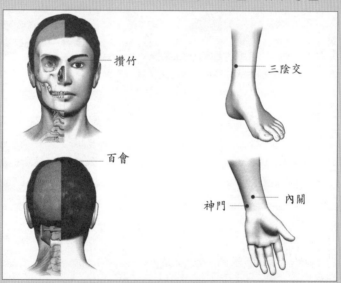

【取穴】

百會：兩耳尖直上，與前正中線交會處。

三陰交：內踝尖上3寸（約4橫指），脛骨內側面後緣。

攢竹：兩眉頭處。

神門：腕掌橫紋尺側。

內關：腕掌橫紋上2寸，兩筋之間。

【治療方法】

角刮百會、攢竹、神門、內關、三陰交各穴。

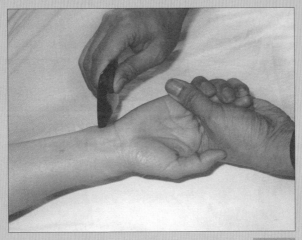

刮神門

【日常保健】

1. 控制手機使用時間，如果沒有通信需要，儘量遠離手機。儘量少用手機上網流覽網頁、玩遊戲、收發短信等。

2. 多參加文娛體育活動。

麻將綜合徵

　　麻將綜合徵是指由於打麻將或打牌時久坐不動而引發頸椎病、腰肌勞損、神經衰弱、視物不清、記憶力下降、消化不良等一系列不適症的總稱。

　　肝開竅於目，肝受血而能視，因要長時間看牌，還要時刻思考計算，所以暗耗精血心神，會產生沒精神、易困倦無力、視物不清、記憶力下降、耳鳴等症狀。

　　久坐麻將台，腰背挺直，則傷腰腎、脊椎（腎藏精，而精生髓，髓為骨之液，可養骨，故長時間保持固定姿勢會損傷人體骨骼），從而腰背頸肩疼痛僵硬，不能俯仰和轉身，嚴重者會導致出現頸椎病、腰椎間盤脫出等疾病。

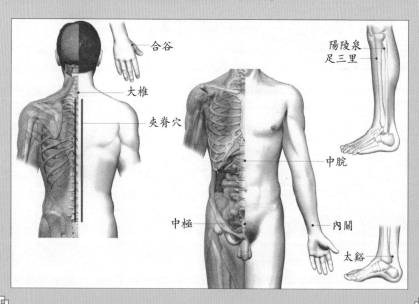

合谷
大椎
夾脊穴
中極
陽陵泉
足三里
中脘
內關
太谿

【取穴】

大椎：頸部最高骨、第7頸椎棘突下。

足三里：小腿外側，外膝眼下3寸（約4橫指）。

合谷：第2指骨橈側凹陷處。

內關：腕掌橫紋上2寸，兩筋之間。

中脘：臍與劍突的中點。

中極：臍中下4寸。

太谿：內踝尖與跟腱之間凹陷處。

陽陵泉：腓骨小頭前下方凹陷處。

夾脊穴：第1胸椎至第5腰椎，棘突下旁開0.5寸。

【治療方法】

1. 面刮大椎、雙側夾脊。
2. 面刮中脘、中極。
3. 點揉內關、足三里、太谿、陽陵泉。

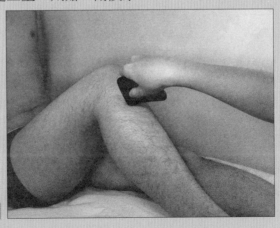

刮足三里

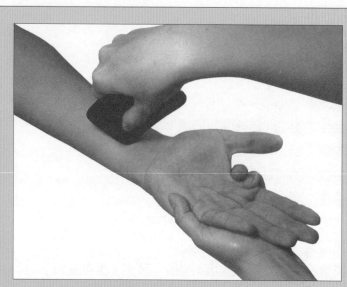

刮內關

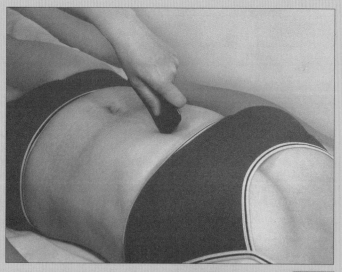

刮中脘

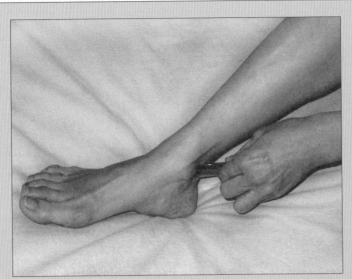

刮太谿

【日常保健】

有高血壓、高血糖、冠心病以及長期抽菸、喝酒的人群，尤其是老年人，不可長時間打麻將或打牌。

空調綜合徵

　　空調綜合徵俗稱空調病，是指長時間在空調環境下工作生活，因空氣不流通，環境得不到改善，空調居室的低溫環境刺激機體，引起皮膚乾燥、畏寒不適、疲乏無力、頭痛咽痛、肌肉酸痛、手足麻木、胃腸道不適等一系列不適症的總稱。好發於夏季。

　　隨著人們生活水準的提高，身處空調環境的人越來越多，空調製冷時即是人為製造「風」與「寒」邪，當人體較長時間處於或出入空調環境下，乍熱乍寒，肌膚的防禦功能降低，從而邪氣入侵致病。

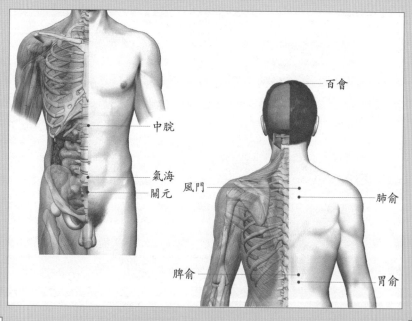

【取穴】

關元：臍下3寸（約4橫指）。

氣海：臍下1.5寸（約2橫指）。

百會：兩耳尖直上，與前正中線交會處。

風門：第2胸椎棘突下，旁開1.5寸（約2橫指）。

肺俞：第3胸椎棘突下，旁開1.5寸（約2橫指）。

脾俞：第11胸椎棘突下，旁開1.5寸（約2橫指）。

胃俞：第12胸椎棘突下，旁開1.5寸（約2橫指）。

中脘：臍與劍突的中點。

【治療方法】

1. 自上而下面刮百會、風門、肺俞、脾俞、胃俞。
2. 輕柔刮拭腹部中脘、關元、氣海。

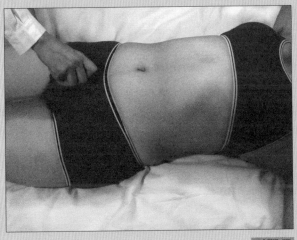

刮關元

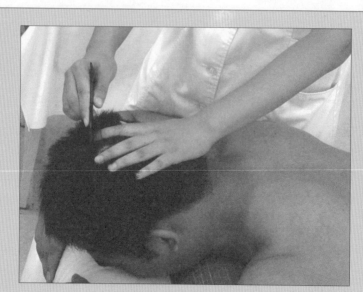

刮百會

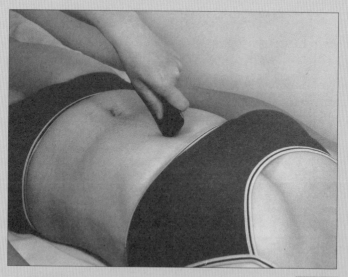

刮中脘

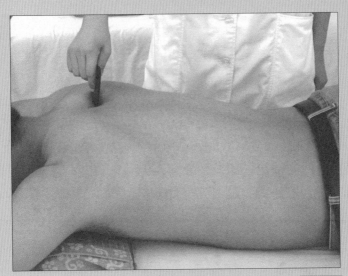

刮肺俞

【日常保健】

　　1. 適當減少開空調的時間，開窗換空氣。室內要保持一定的通風及日照，定時開門窗，補充新鮮空氣，並避免室內細菌滋生。

　　2. 空調設備定期清洗與維持。

　　3. 可在室內種植綠色盆栽，以保持室內足夠的溫度及空氣新鮮。

電視綜合徵

電視綜合徵又稱「電視病」，是由於長時間看電視而引起的一系列不適反應的總稱。

包括長時間看電視造成的頸部軟組織勞損致酸痛不適；下肢酸脹，麻木甚至痙攣，在老年人中最易發生；植物神經功能紊亂，出現頭痛，頭暈，失眠多夢，心煩意亂；因靜電污染面部皮膚斑疹等。

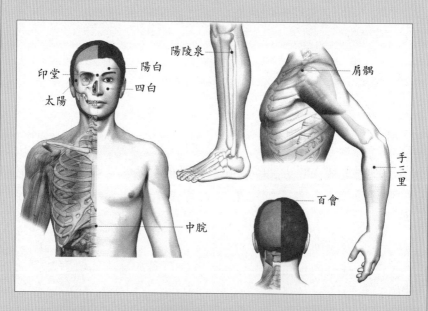

【取穴】

百會：兩耳尖直上，與前正中線交會處。

太陽：眉梢與外眼延長線交會處。

四白：瞳孔直下，眶下緣凹陷處。

中脘：臍與劍突的中點。

陽陵泉：腓骨小頭前下方凹陷處。

印堂：兩眉頭中點處。

肩髃：肩胛骨肩峰端最前段下方凹陷處，當臂外展時肩峰前方凹陷處。

手三里：曲池下2寸處。

陽白：瞳孔直上，眉上方1寸處。

【治療方法】

1. 刮拭頭部百會、四白、陽白、太陽、印堂。
2. 面刮中脘。
3. 角刮點按肩髃、手三里、陽陵泉。

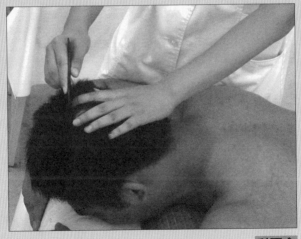

刮百會

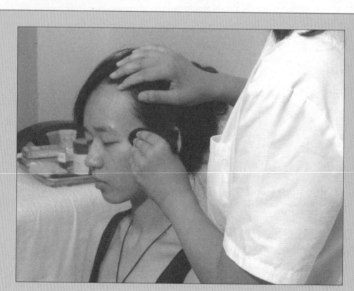

刮陽白

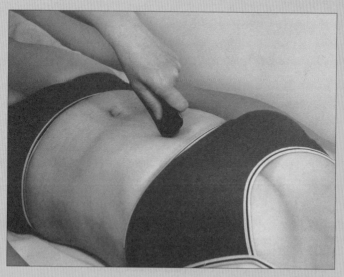

刮中脘

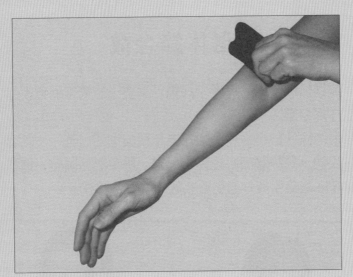

刮手三里

【日常保健】

1. 連續看電視控制在1小時之內，與電視距離適中，不可過近。電視擺放的高度最好與視線處於同一水準，這樣可防止長時間抬頭、低頭或彎腰等不適，對保護視力有好處。觀看電視時，可以適當開窗，減少開電視時產生的有毒氣體。

2. 開電視時，不能一邊看電視一邊吃飯，從而影響腸胃。

3. 必須嚴格控制兒童觀看時間，提醒兒童到戶外活動，多與小朋友交流。

4. 看電視一定時間後，要多活動，增加血液循環。要注意看電視的姿勢：既不能仰著看，也不能躺著看，應該端正坐視。看完電視要洗臉，防止產生「電視臉」。

退休綜合徵

　　離退休後出現的焦慮、抑鬱、悲哀、恐懼等消極情緒，稱為退休綜合徵。

　　退休綜合徵是一種發生在老年期典型的心理——社會不適應性疾病，是複雜的心理異常反應，屬於心理障礙。這種心理障礙往往還會引發其他生理疾病，影響身體健康。

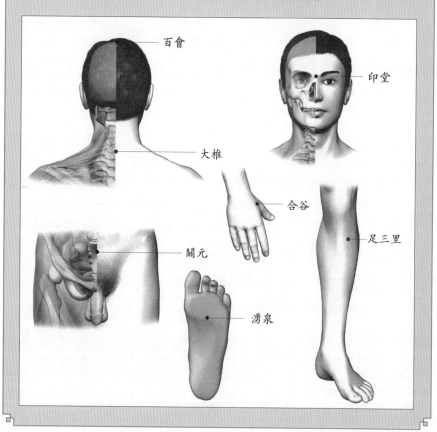

【取穴】

百會：兩耳尖直上，與前正中線交會處。

合谷：第2指骨橈側凹陷處。

大椎：頸部最高骨、第7頸椎棘突下。

關元：臍下3寸（約4橫指）。

足三里：小腿外側，外膝眼下3寸（約4橫指）。

印堂：兩眉頭中點處。

湧泉：第2、3趾趾縫紋頭與足跟連線的上1/3處。

【治療方法】

1. 分別角刮百會、印堂、大椎、合谷、足三里、湧泉。
2. 輕柔刮拭關元。

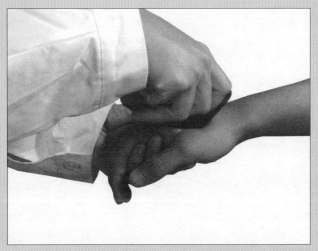

刮合谷

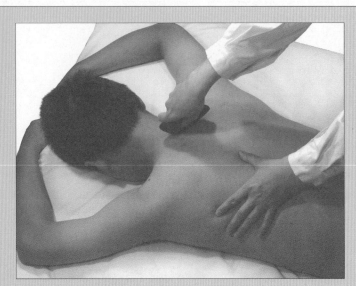

刮大椎

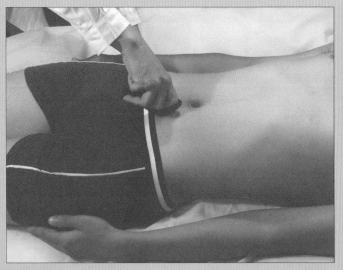

刮關元

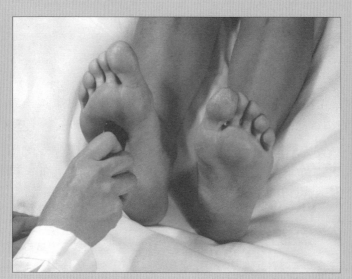

刮湧泉

【日常保健】

　　引起重視、調整心態、家人理解，是治療退休綜合徵的三個重點。退休後需要重新規劃自己的工作、學習和生活，積極尋找機會，做一些力所能及的工作；按時起居，要養成良好的飲食衛生習慣；採取適合自己的休息、運動和娛樂形式；當老年人出現身體不適、心情不佳、情緒低落時，應該主動尋求幫助，切忌諱疾忌醫。

　　家人要做好充分的心理準備，幫助老人儘快適應，多交流心情、感受，為老人的退休生活提供建議和條件。

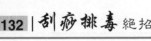

大腦疲勞

在持續較久或強度過大的腦力勞動過程後，出現早晨醒來懶得起床，不想參加社交，不願見人，不願多交談，食慾下降、自覺有氣無力，時常發呆，記憶力下降，反應遲鈍、心理緊張，精神不振，眼睛疲勞，下肢沉重，入睡困難，易醒多夢。上述症狀出現4項以上即可說明有輕度大腦疲勞。

【取穴】

百會：兩耳尖直上，與前正中線交會處。

大椎：頸部最高骨、第7頸椎棘突下。

啞門：當後髮際正中直上0.5寸，第1頸椎下。

風池：頸後，與風府相平，在斜方肌與胸鎖乳突肌之間。

頭維：兩髮角直上入髮際0.5寸處。

曲鬢：在側頭部，當耳前鬢角髮際後緣的垂線與耳尖水平線交會處。

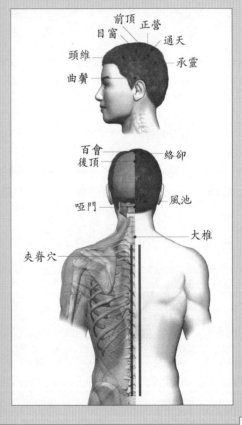

目窗：頭臨泣穴上1.5寸。

正營：目窗穴後1.5寸。

前頂：當百會前1.5寸。

後頂：當百會後1.5寸。

通天：當前髮際正中直上4寸，旁開1.5寸（約2橫指）。

承靈：正營穴後1.5寸。

絡卻：當前髮際正中直上5.5寸，旁開1.5寸（約2橫指）。

夾脊穴：第1胸椎至第5腰椎，棘突下旁開0.5寸。

【治療方法】

1. 頭部穴位：前頂、百會、後頂、目窗、通天、絡卻、承靈、正營、頭維、曲鬢、風池、啞門等穴，用刮板反覆刮拭如梳頭狀，至頭皮微熱舒適。

2. 先刮拭大椎，後取雙側夾脊穴上下刮拭至出痧為度。

【日常保健】

散步、聊天、看書、睡覺、美食都是放鬆心情、緩解疲勞的好方法。

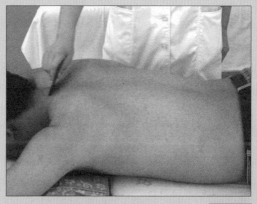

刮大椎

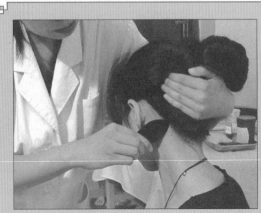

刮風池

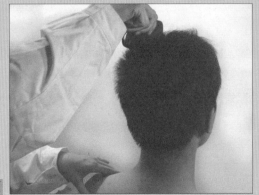

刮前頂

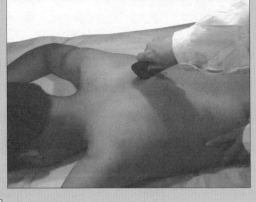

刮夾脊穴

壓力過大

　　當壓力過大且時間較長，就會對身體造成很大的傷害。具體來說，當壓力源持續一段期間，而個人沒有調適的方式，身體會出現疾病或功能失調的症狀，成為壓力的出口，而可能發展為心身症（心理因素相關之生理疾病）。常見的壓力相關疾病有：①循環系統：高血壓、冠狀動脈心臟病、心律不整；②消化系統：胃潰瘍、大腸激惹症、便秘、腹瀉；③呼吸系統：氣喘、過度換氣症候群；④肌肉骨骼系統：下背痛、緊張性頭痛、全身性肌肉疼痛；⑤皮膚系統：濕疹、神經性皮膚炎、蕁麻疹、多汗症；⑥內分泌、代謝系統：肥胖症、糖尿病、甲狀腺功能亢進症；⑦婦科：月經異常、功能性子宮出血、性冷淡；⑧精神方面：失眠症、焦慮症、憂鬱症、精神疾病。

【取穴】

天樞：平臍，左右各旁開2寸。

神門：腕掌橫紋尺側。

內關：腕掌橫紋上2寸，兩筋之間。

湧泉：第2、3趾趾縫紋頭與足跟連線的上1/3處。

【治療方法】

1. 面刮雙側膀胱經第1側線，皮膚微紅為度。
2. 依次角刮天樞、內關、神門、湧泉。

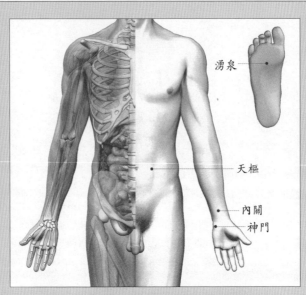

湧泉

天樞

內關
神門

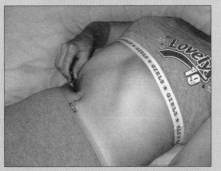

刮天樞

【日常保健】

1. 運動可以緩解壓力。

2. 身心放鬆，與家人、朋友交談，尋求解決問題的正確方法，以最佳狀態去工作、生活。

第五章

刮痧治療常見病

感 冒

感冒臨床常以發熱、鼻塞、流涕、噴嚏、咳嗽、頭痛、全身不適等為主要特徵。本病可發生於任何年齡，四季均可發病，尤以冬春季多見。抵抗力弱的人（年老體弱、嬰兒和幼童、有病在身）特別容易受感染。感冒病毒侵襲上呼吸道，使鼻竇、咽、喉，特別是鼻部之內的黏膜腫脹發炎。

症狀通常持續至少兩三天，在其後3～7天內逐漸減退。流鼻涕和鼻孔阻塞等情況可能再持續達三個星期。

【取穴】

大椎：頸部最高骨、第7頸椎棘突下。

督脈：背部正中線。

合谷：第2指骨橈側凹陷處。

尺澤：在肘橫紋上，肱二頭肌橈側凹陷處。

曲池：肘橫紋中，尺澤與肱骨外上髁之中點。

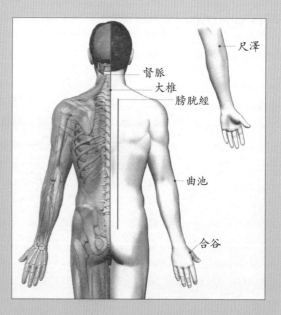

【治療方法】

1. 瀉法由上而下刮拭大椎、督脈、雙側的膀胱經第1側線。
2. 角刮曲池、合谷、尺澤。

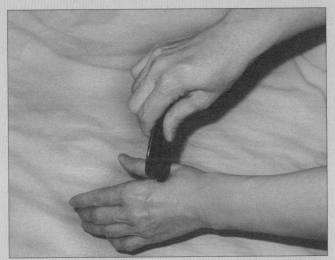

刮合谷

【日常保健】

1. 季節更換時節要注意保暖。在感冒高發期，儘量遠離人群，避免傳染。

2. 病重者宜臥床休息、多喝溫開水，室內保持安靜、清潔、空氣流通清新。

3. 常感冒的人應該平日注意鍛鍊身體，增強體質以預防感冒。

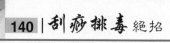
呃 逆

　　呃逆俗稱打嗝，是指氣逆上沖，喉間呃呃連聲，聲短而頻繁，不能自制的一種病症，甚則妨礙談話、咀嚼、呼吸等。

　　呃逆可單獨發生，持續數分鐘至數小時後不治而癒；亦有反覆發生。多在寒涼刺激、飲食不節、情緒激動、疲勞等誘因下引發。相當於西醫學中的單純性膈肌痙攣。如果持續不停地連續打嗝，要分析發病原因，否則貽誤病情。

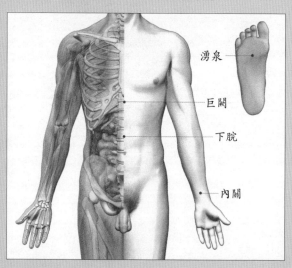

【取穴】

內關：腕掌橫紋上2寸，兩筋之間。

湧泉：第2、3趾趾縫紋頭與足跟連線的上1/3處。

下脘：臍上2寸處。

巨闕：在上腹部，前正中線上，當臍中上6寸。

【治療方法】

分別角刮巨闕、下脘、湧泉、內關。

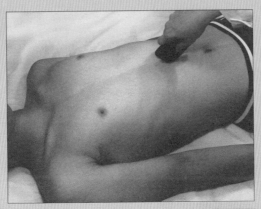

刮下脘

【日常保健】

1. 如打嗝難以止住，倘無特殊不適，也可聽其自然，一般過會兒就會停止。如果長時間連續打嗝，要請醫生診治。中老年人或生病者突然打嗝連續不斷，可能提示有疾患或病情惡化，需引起注意。

2. 呃逆發作時，可嘗試屏住呼吸，多屏幾次，儘量延長屏氣時間，屏氣3次左右即可見效；或讓患者飲少量水，尤其要在打嗝的同時咽下；或以驚嚇法，趁其不注意猛拍一下打嗝者的後背，也能止嗝；或採用噴嚏止嗝法，想辦法讓呃逆者打個噴嚏，就可以止嗝。

慢性支氣管炎

　　慢性支氣管炎是由多種病因所致的氣管、支氣管黏膜及其周圍組織的慢性非特異性炎症。受涼、吸菸及感冒常使本病誘發或加重。

　　臨床上主要表現為慢性咳嗽、咳痰、反覆感染，或伴有喘息，長期反覆發作持續2年以上，每年持續3個月以上。

　　早期的症狀相當輕微，多在冬季發作，晚期則炎性加重，症狀長期存在，不分季節。

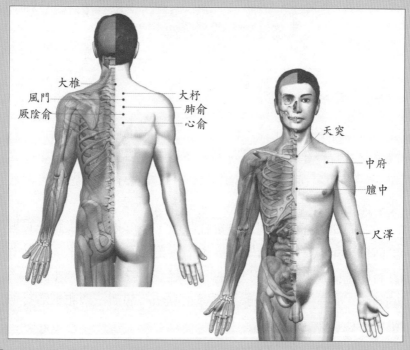

【取穴】

大椎：頸部最高骨、第7頸椎棘突下。

大杼：第1胸椎棘突下旁開1.5寸（約2橫指）。

風門：第2胸椎棘突下，旁開1.5寸（約2橫指）。

肺俞：第3胸椎棘突下，旁開1.5寸（約2橫指）。

厥陰俞：第4胸椎棘突下，旁開1.5寸（約2橫指）。

心俞：第5胸椎棘突下，旁開1.5寸（約2橫指）。

天突：胸骨柄上方凹陷處。

膻中：兩乳頭連線中點處，胸骨柄上。

中府：在胸前壁的外上方，平第1肋間隙，距前正中線6寸。

尺澤：在肘橫紋上，肱二頭肌橈側凹陷處。

【治療方法】

1. 由上而下刮拭大椎到至陽的督脈一段；由上而下刮拭雙側大杼到心俞的膀胱經第1側線一段；自上而下刮拭任脈天突至膻中一段。

2. 角刮中府、尺澤。

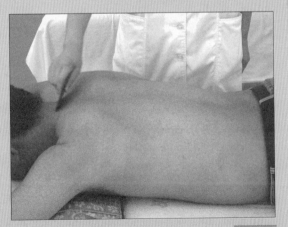

刮大椎

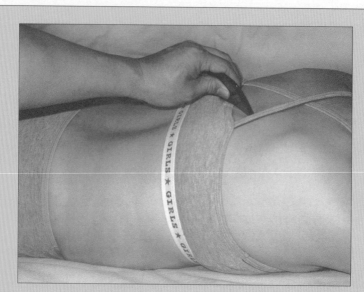

刮肺俞

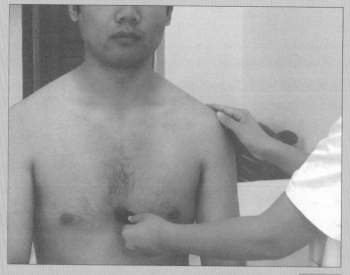

刮膻中

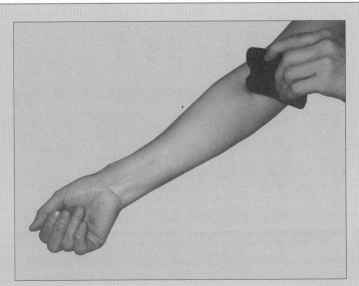

刮尺澤

【日常保健】

1. 需要清潔的環境。吸菸是引起氣管疾病的重要因素，煙霧對周圍的人群也會帶來危害，故應該大力宣傳吸菸的危害性，要教育青少年杜絕吸菸。此外，還要減少大氣污染、加強個人衛生、多運動、加強呼吸和耐寒的訓練，以增強體質。

2. 在急性發作期時要及時就醫，控制感染，祛痰止咳。

3. 慢性支氣管炎在緩解期，患者應該適當運動、增加營養，注意保暖，避免感冒或過於勞累，不斷地改善心肺功能。

支氣管哮喘

機體對抗原性或非抗原性刺激引起的一種氣管—支氣管反應過度增高的疾病，簡稱為哮喘。其臨床特徵為伴有哮鳴音的呼氣性呼吸困難，持續數分鐘至數小時或更長的時間。可自行或治療後緩解。哮喘可分成4種：

①**內源性哮喘**：常見於成人，多由於呼吸道感染、寒冷空氣、刺激性氣體及其他生物、物理、化學或運動，精神等非抗原性因素刺激引起。

②**外源性哮喘**：常見於兒童，具有明顯的對多種過敏原的變態發病史。

③**混合性哮喘**：在哮喘長期反覆發作過程中，各種因素相互影響，使症狀表現不典型或混合存在，症狀表現複雜。哮喘可以長年發作。無明顯緩解季節。

④**哮喘持續狀態**：指嚴重的哮喘發作持續在24小時以上者，發作時張口呼吸和大量出汗，發紺明顯。呈端坐呼吸，甚至出現呼吸、循環衰竭。

【取穴】

大椎：頸部最高骨、第7頸椎棘突下。

大杼、風門、肺俞、厥陰俞、心俞：第1、2、3、4、5胸椎棘突下，旁開1.5寸（約2橫指）。

天突：胸骨柄上方凹陷處。

膻中：兩乳頭連線中點處，胸骨柄上。

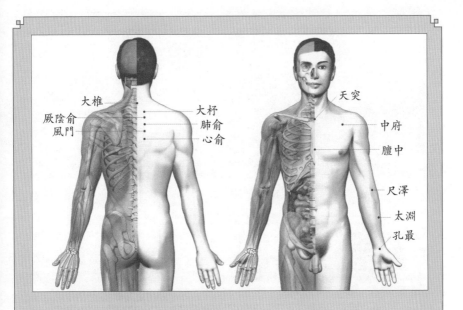

中府：在胸前壁的外上方，平第1肋間隙，距前正中線6寸。

尺澤：在肘橫紋上，肱二頭肌橈側凹陷處。

孔最：尺澤與太淵連線上，太淵上7寸。

太淵：腕掌橫紋橈側橈動脈搏動處。

【治療方法】

由上而下刮拭大椎到至陽的督脈一段；由上而下刮拭雙側大杼到心俞的膀胱經第1側線一段；自上而下刮拭任脈天突至膻中一段；自上而下刮拭手太陰肺經自尺澤至太淵一段。

【日常保健】

1. 遠離塵蟎、貓、狗的皮垢以及黴菌、花粉、蠶絲、羽

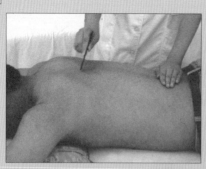
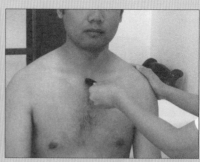

刮心俞　　　　　　　　　　　　　　　　刮天突

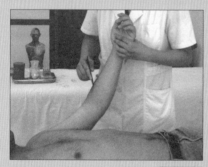
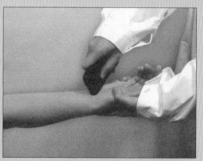

刮孔最　　　　　　　　　　　　　　　　刮太淵

毛、飛蛾、棉絮、真菌等過敏源；不食用可能導致哮喘的食物如海鮮、禽蛋、牛奶、堅果等食品或藥物。

　　2.避免大的情緒波動，如憂慮、悲傷、過度興奮。

　　3.避免劇烈的體力勞動以及緊張的競技性運動。

　　4.急救藥物不能離身，以應對突發過敏症狀，保持呼吸道暢通。

胃下垂

胃下垂是指站立時，胃的下緣達盆腔，胃小彎弧線最低點降至髂脊連線以下，稱為胃下垂。

事實上，胃下垂並非是一種器質性胃腸病，僅是解剖學上位置及形態異於一般人所導致的胃腸功能障礙而言。

輕度下垂者一般無症狀，下垂明顯者可以出現腹脹、腹痛（常於餐後發生，與食量有關，進食量愈大，其疼痛時間愈長，且疼痛亦較重）、噁心、嘔吐、便秘等症狀，而且患者體型以瘦長體型居多。此外，罹患者本身或多或少都存有精神失調的現象，如頭痛、頭昏、容易疲倦、情緒消極、心悸以及失眠等症狀。

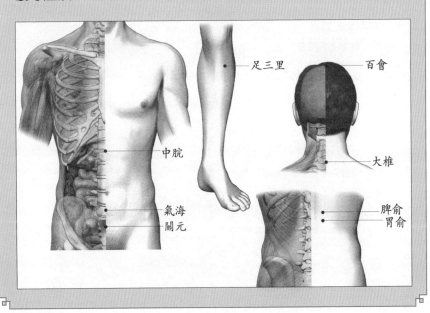

【取穴】

百會：兩耳尖直上，與前正中線交會處。

關元：臍下3寸（約4橫指）。

大椎：頸部最高骨、第7頸椎棘突下。

氣海：臍下1.5寸（約2橫指）。

足三里：小腿外側，外膝眼下3寸（約4橫指）。

脾俞：第11胸椎棘突下，旁開1.5寸（約2橫指）。

胃俞：第12胸椎棘突下，旁開1.5寸（約2橫指）。

中脘：臍與劍突的中點。

【治療方法】

1. 刮拭頭部百會，分別刮拭腹部的中脘、氣海、關元。
2. 由上而下面刮脾俞、胃俞。
3. 點刮足三里。

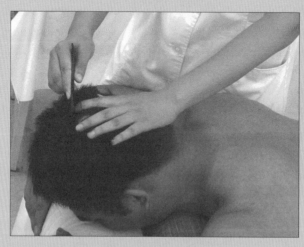

刮百會

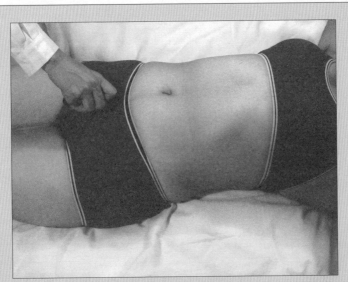

刮關元

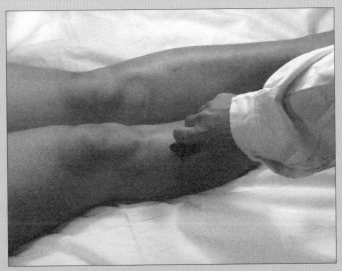

刮足三里

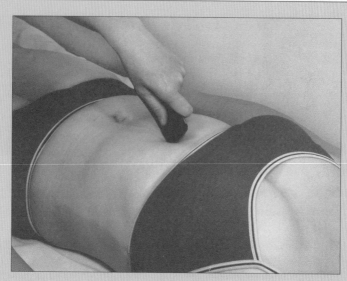

刮中脘

【日常保健】

1. 少食多餐，選擇軟爛易消化的食物。大多數胃下垂患者身體瘦弱，應多進食一些含糖分、蛋白質、脂肪多的食物，如雞肉、魚肉、牛奶、豆腐等。

2. 適當的體育鍛鍊，使胃腸蠕動增強。

胃十二指腸潰瘍

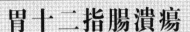

　　胃十二指腸潰瘍的主要臨床表現為上腹部疼痛，可為鈍痛、灼痛、脹痛或劇痛，胃潰瘍患者疼痛常局限在劍突下正中或偏左，起病多緩慢，潰瘍癒合後易復發，病程數年或數十年，多在飯後0.5～2小時發作，經1～2小時後緩解。

　　十二指腸潰瘍上腹部疼痛多在兩餐之間發生，即上午11：00時，下午4：00時左右，進餐後消失，與飲食有明顯的相關性和節律性。

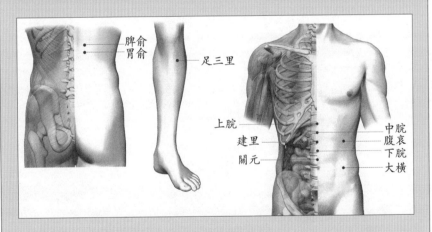

【取穴】

　　足三里：小腿外側，外膝眼下3寸（約4橫指）。

　　脾俞：第11胸椎棘突下，旁開1.5寸（約2橫指）。

胃俞：第12胸椎棘突下，旁開1.5寸（約2橫指）。

上脘：臍中上5寸。

中脘：臍與劍突的中點。

下脘：臍上2寸處。

關元：臍下3寸（約4橫指）。

大橫：平臍，左右各旁開4寸。

腹哀：當臍中上3寸（約4橫指），距前正中線4寸。

建里：當臍中上3寸（約4橫指）。

【治療方法】

1. 自上而下刮拭上脘、中脘、建里、下脘、關元。

2. 分別刮拭腹哀、大橫、足三里。

3. 面刮背部脾俞、胃俞。

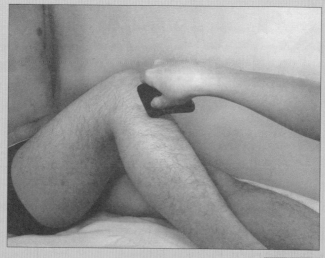

刮足三里

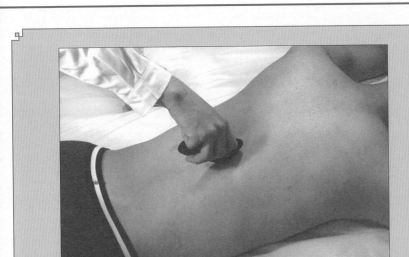

刮胃俞

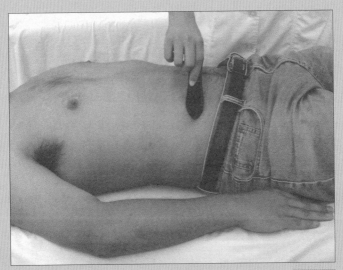

刮大橫

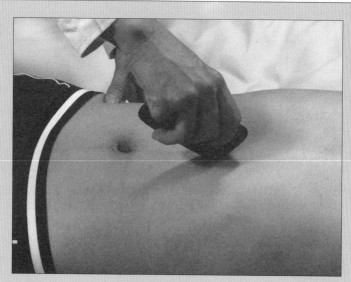

刮建里

【日常保健】

1. 不吃刺激性大的食物，食物的製作方法以蒸、燒、炒、燉等方法為宜。

2. 應選用易消化、含足夠熱量、蛋白質和維生素豐富的食物。如稀飯、細麵條、奶、軟米飯、豆漿、雞蛋、瘦肉、豆腐和豆製品；富含維生素 A、B 群維生素、維生素 C 的食物，如新鮮蔬菜和水果等。這些食物可以增強機體抵抗力，有助於修復受損的組織和促進潰瘍癒合。

慢性胃炎

　　慢性胃炎是由各種病因引起的胃黏膜慢性炎症。本病進展緩慢，常反覆發作，中年以上好發病，並有隨年齡增長而發病率增加的傾向。

　　部分患者可無任何慢性胃炎症狀，多數患者可有不同程度的消化不良症狀，體徵不明顯。

　　中醫認為：

　　①脾胃虛寒型，表現為胃部墜脹不適，食慾不振，嘔吐酸水，隱隱作痛，受涼或饑餓時疼痛加重，得暖減輕，大便稀溏，神疲乏力，舌質淡、胖大、邊有齒印，苔薄白，脈象沉細弱或浮大無力。

　　②肝鬱犯胃型，表現為胃部痞滿隱痛，兩脅脹痛，噯氣頻頻，時有泛酸，食慾減退，舌質紅苔薄白微黃，脈象弦細。

　　③淤滯傷胃型，表現為胃部刺痛或銳痛，痛處拒按，時感胃部灼熱嘈雜，納差，舌質黯紫有瘀斑，苔薄黃，脈象澀滯。

　　④濕困脾胃型，表現為胃部痞悶，納呆，少食即感脹，口淡無味，渴而少飲，腸鳴轆轆，大便稀溏，身重乏力，困倦懶動，舌質淡胖苔白膩，脈象濡細。

【取穴】

足三里：小腿外側，外膝眼下3寸（約4橫指）。
三陰交：內踝尖上3寸（約4橫指），脛骨內側面後緣。
脾俞：第11胸椎棘突下，旁開1.5寸（約2橫指）。

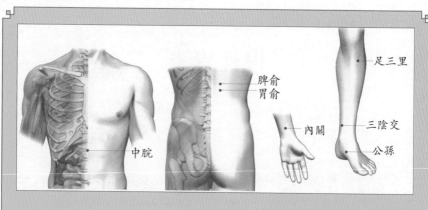

胃俞：第12胸椎棘突下，旁開1.5寸（約2橫指）。

內關：腕掌橫紋上2寸，兩筋之間。

中脘：臍與劍突的中點。

公孫：第1蹠骨基底部的前下方，赤白肉際處。

【治療方法】

1. 刮拭背部脾俞、胃俞，面刮腹部中脘。
2. 角刮公孫、內關、三陰交、足三里。

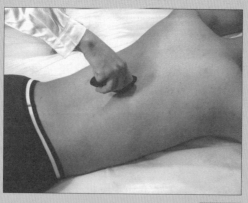

刮脾俞

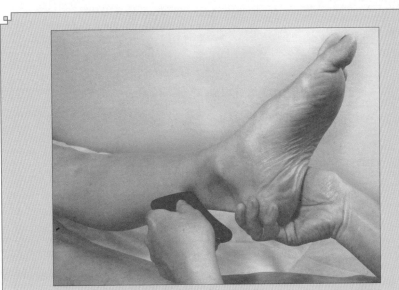

刮三陰交

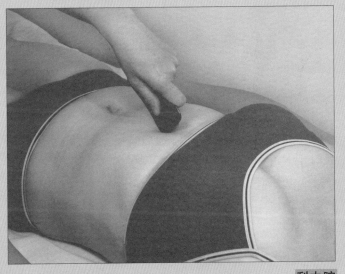

刮中脘

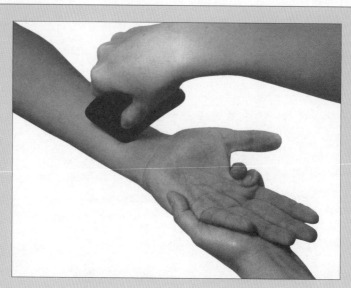

刮內關

【日常保健】

1. 注意飲食衛生，避免或減少進食對胃刺激性過大的食物，比如辛辣、生冷、堅硬的食物；一旦感到胃部不舒服就要及時、妥善地處理，尤其是發生急性胃炎時要遵照醫囑，不可自行亂用藥。

3. 精神抑鬱或過度緊張和疲勞，容易造成幽門括約肌功能紊亂，膽汁反流而發生慢性胃炎。

3. 應戒菸忌酒。

4. 慎用、忌用對胃黏膜有損傷的藥物。

便 秘

便秘主要是指排便次數減少、糞便量減少、糞便乾結、排便費力等。一般每2～3天或更長時間排便一次即為便秘。

食物經牙齒嚼爛後，會經由食道進入胃部，胃部的胃酸會把食物解體，而胃部其他組織則負責吸收養分，完成這個工序後，分解了的食物會送到小腸，再繼續吸收餘下的養分。當所有身體所需的養分被吸走後，殘渣會進入大腸，然後便會到達直腸。當它走到最低位時，脹大了的結腸會刺激腸神經細胞，輸送信號到大腦，然後大腦便會發出上廁所的指令。

因此，只要身體中與上述相關的器官出現問題，或外界因素，也會引致便秘。

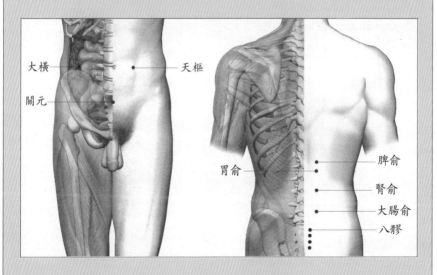

【取穴】

關元：臍下3寸（約4橫指）。

天樞：平臍，左右各旁開2寸。

大橫：平臍，左右各旁開4寸。

脾俞：第11胸椎棘突下，旁開1.5寸（約2橫指）。

胃俞：第12胸椎棘突下，旁開1.5寸（約2橫指）。

大腸俞：第4腰椎棘突下，旁開1.5寸（約2橫指）。

腎俞：第2腰椎棘突下，旁開1.5寸（約2橫指）。

八髎穴：即上髎、次髎、中髎、下髎，骶骨後的4對骶後孔。

【治療方法】

1. 面刮背部雙側脾俞、胃俞、腎俞、大腸俞、八髎穴。
2. 面刮腹部雙側天樞、大橫、關元。

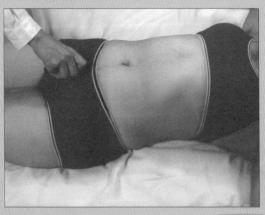

刮關元

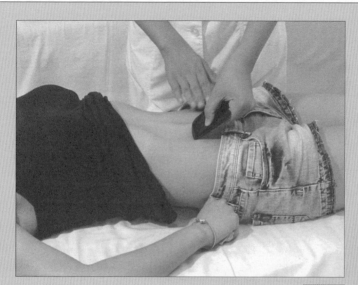

刮天樞

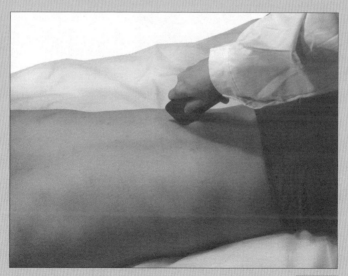

刮腎俞

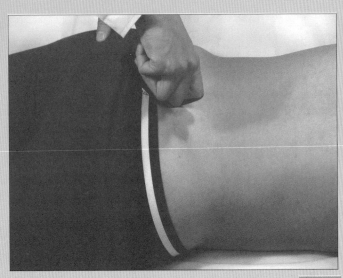

刮八髎

【日常保健】

1. 養成定時排便的習慣，有便意時需及時排便，避免抑制排便。

2. 時刻注意飲食成分，必須增加膳食纖維、多飲水，膳食纖維本身不被吸收，能吸附腸腔水分從而增加糞便容量，刺激結腸，增強動力。含膳食纖維豐富的食物有麥麩或糙米、蔬菜、蘋果、奇異果、火龍果等。或適當增加易產氣食物，促進腸蠕動加快，如洋蔥、蘿蔔、蒜苗、豆製品等。

4. 適量的運動以醫療體操為主，可配合步行、慢跑和腹部的自我按摩。腹部自我按摩可取站位或仰臥位，手平放在下腹部，順時針方向，由右至左按揉。每天排便前做2～3次，每次5～10分鐘。

慢性膽囊炎

慢性膽囊炎是指膽囊的慢性炎症。是膽囊的一種最常見的疾病。一般多由急性膽囊炎未徹底治癒引起。

慢性膽囊炎者，平時可以無任何表現，或只有輕微的類似胃病的一些表現，但常反覆急性發作。發作時疼痛難忍，十分痛苦。慢性膽囊炎多數表現為膽源性消化不良，厭油膩食物、上腹部悶脹、噯氣、胃部灼熱等，有時因結石梗阻膽囊管，可呈急性發作，但當結石移動、梗阻解除，即迅速好轉。膽囊區可有輕度壓痛或叩擊痛。

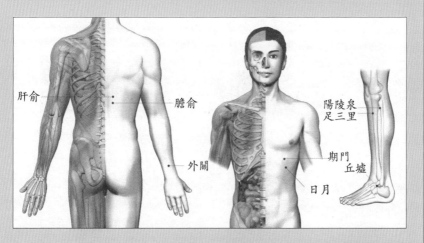

【取穴】

足三里：小腿外側，外膝眼下3寸（約4橫指）。

肝俞：第9胸椎棘突下，旁開1.5寸（約2橫指）。

膽俞：第10胸椎棘突下，旁開1.5寸（約2橫指）。

陽陵泉：腓骨小頭前下方凹陷處。

外關：在腕背橫紋上2寸，尺骨橈骨之間。

日月：乳頭直下，第7肋間隙。

期門：乳頭直下，第6肋間隙。

丘墟：足外踝的前下方凹陷處。

【治療方法】

1. 順著肋間隙的方向由內向外反覆刮拭日月、期門。自上而下刮拭肝俞、膽俞。

2. 角刮外關、足三里、丘墟、陽陵泉。

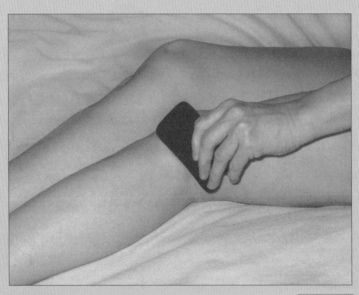

刮陽陵泉

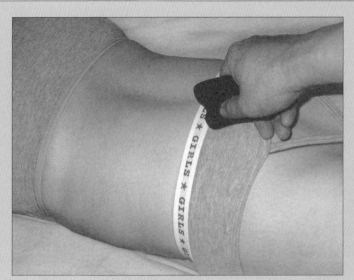

刮肝俞

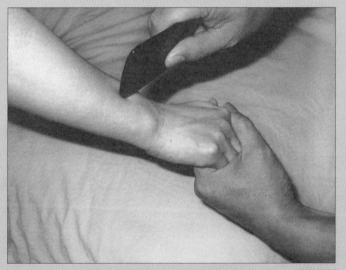

刮外關

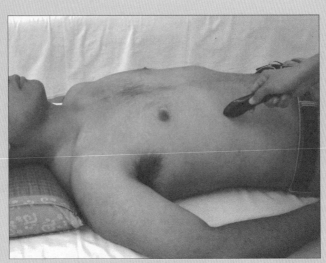

刮期門

【日常保健】

1. 慢性或急性發作緩解後，可食清淡流質飲食或低脂、低膽固醇、高碳水化合物飲食。滴量補充膳食纖維，可刺激腸蠕動，預防膽囊炎發作。

2. 可以適當增加飲水量，這有利膽汁稀釋，每日可飲入1500～2000毫升。少量多餐，可反覆刺激膽囊收縮，促進膽汁排出，達到引流目的。

3. 食物加工宜採用煮、軟燒、滷、蒸、燴、燉、燜等烹調方法，忌用溜、炸、煎等。高溫油脂中，含有丙烯醛等裂解產物，可刺激膽道，引起膽道痙攣急性發作。

痔 瘡

常聽說「十個男人九個痔」，其實，不論男女，隨著年齡增長，血管組織均容易出現毛病，患上痔瘡的概率也愈大。人體直腸末端黏膜下和肛管皮膚下靜脈叢發生擴張和屈曲所形成的柔軟靜脈團，稱為痔，又名痔瘡、痔核、痔病、痔疾等。痔瘡可以分為內痔及外痔，在齒線（大腸與肛門連接的地方）以上形成的是內痔，齒線以下的為外痔。許多內痔和外痔在早期無明顯症狀，僅有輕度的肛門部不適或偶有便血，體格檢查時方可發現患痔瘡。

如果痔瘡屬內痔，患者在排便時，痔瘡會脫出肛門，便後則會自行縮回。若情況嚴重，痔瘡在脫出後不能自行縮回，要藉助外力推回。另外，患者在排便時或排便後，肛門或會滴出或噴出鮮血，並不與糞便混合。如果經常出血，可導致貧血，不容忽視。

外痔可肉眼觀察，用力排便時，肛門感到疼痛，肛緣出現青色或暗紫色小腫塊，影響行走或坐下。

經常坐廁時間較長的人，患痔瘡的概率也增加。另外，孕婦因胎兒使盆腔血管壓力增加，同時使大便困難，也較易患痔瘡。

【取穴】

承山：當伸直小腿或足跟上提時，腓腸肌肌腹下出現三角形凹陷處。

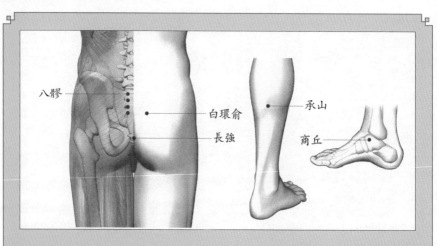

商丘：在足內踝前下方凹陷中，當舟骨結節與內踝尖連線的中點處。

長強：在尾骨端下，當尾骨端與肛門連線的中點處。

白環俞：在骶部，當骶正中脊旁1.5寸（約2橫指），平第4骶後孔。

八髎穴：即上髎、次髎、中髎、下髎，骶骨後的4對骶後孔。

【治療方法】

1. 自上而下刮拭腰骶部白環俞、八髎。
2. 點刮長強、承山、商丘。

【日常保健】

1. 糾正不良的工作、生活習慣，不要長時間站立或坐，經常走動，控制排便時間，可選擇飯後大腸較為活躍的時間上廁所。大便時間不要太長，如廁時間則愈短愈好，尤其避免如廁

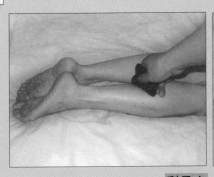
刮承山

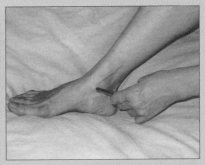
刮商丘

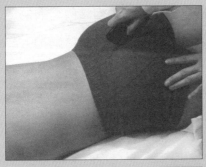
刮長強

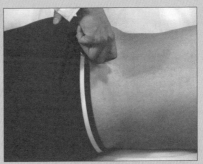
刮八髎

時閱讀報紙雜誌書籍，也不適宜用力排便。

　　2. 飲食方面，應注意多吃水果、蔬菜等含豐富纖維質的食物，減少進食肥膩或刺激性食物，多喝水，有助大便暢通。不吃辛辣刺激性的食物。

　　3. 便後坐浴。坐浴可緩解疼痛，清潔肛門，促進創面癒合，減少受細菌感染的機會。每次便後都必須坐浴，坐浴時先用熱氣薰，待水溫適中時，再將肛門會陰部放入盆內洗滌坐浴，每次20分鐘左右。

冠心病

冠心病是冠狀動脈性心臟病的簡稱。年輕人的血管是具有韌力和彈性的,可以抵受很大的壓力,可是隨著年紀的增長,身體所有組織都會老化,動脈也難免漸漸失去原有的彈性,而變得硬和厚。

動脈粥狀硬化是脂肪積聚的結果;當血液內的脂肪如膽固醇經由血液輸往身體各器官,其中部分可能會聚積在血管內壁,形成類似濃粥的黏液,日積月累,管壁變得腫厚,血管不但因失去彈性而硬化,且管腔亦漸漸變窄,以致影響腦部、心臟及身體其他部分的正常血液供應。

由於冠狀動脈粥狀硬化的關係,以致血管變得愈來愈窄,減少血液流量,每當患者過勞或進行一些較為劇烈的活動,血液輸送供不應求,導致心臟肌肉缺氧而引起心絞痛。

凡因心臟血管狹窄所引致的心臟病,都稱為冠心病。

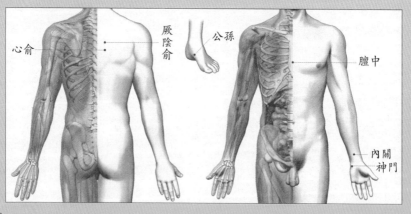

【取穴】

厥陰俞：第4胸椎棘突下，旁開1.5寸（約2橫指）。

心俞：第5胸椎棘突下，旁開1.5寸（約2橫指）。

神門：腕掌橫紋尺側。

內關：腕掌橫紋上2寸，兩筋之間。

膻中：兩乳頭連線中點處，胸骨柄上。

公孫：第1蹠骨基底部的前下方，赤白肉際處。

【治療方法】

1. 點按內關、公孫、膻中、神門。

2. 面刮厥陰俞、心俞。

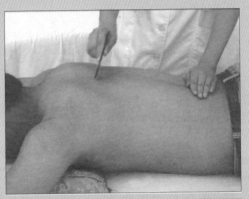

刮心俞

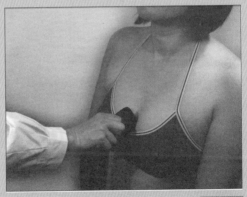

刮膻中

【日常保健】

1. 若父母，尤其是前者，有年輕時就死於冠心病者，子女患上冠心病的概率比一般人高。但父母在七八十歲才患上冠心病，則不算在內。如果父母喜歡吸菸，暴飲暴食，喜吃富含脂肪的食物，少做運動等，兒女會受其影響，也照樣去做。所以父母要做一個好榜樣。

2. 高血壓是導致冠心病最重要的危險因素之一。現在有很多有效和安全的藥物可以醫治高血壓，應該諮詢醫生，堅持治療。

3. 飲食宜清淡，宜消化，低鹽量、少食油膩、脂肪、糖類。要食用足夠的蔬菜和水果，少食多餐，晚餐量少，不宜喝濃茶、咖啡。血內膽固醇過高和冠心病有很大關係。中年以後，血內膽固醇過高會引致血管硬化甚至瘀塞。

4. 運動應根據各人自身的身體條件、興趣愛好選擇，如打太極拳、乒乓球、健身操等。要量力而行，使全身氣血流通，減輕心臟負擔。過胖、體重過高，尤其是超過正常體重30％的時候，患冠心病的概率也相繼增加。

6. 保持身心愉快，忌諱情志過度變化，如大喜、大怒、大悲等。放鬆心情，減少心理壓力。一般來說，緊張的時候，腎上腺的分泌會增加，脈搏加速，血壓繼而增高。長期緊張而患上冠心病的危險性較生活協調的人士為高。

心律失常

心律失常指心律起源部位、心搏頻率與節律以及衝動傳導等任意一項異常。心律失常性質的診斷大多要靠心電圖，但相當一部分病人可根據病史和體徵作出初步診斷。

出現偶發過早搏動時一般無症狀或僅有心悸、頭暈。頻發室性早搏時患者感心悸、心前區不適、乏力、氣短等症狀。

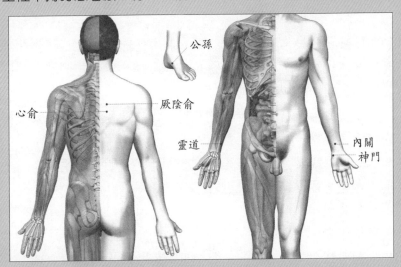

公孫

厥陰俞

心俞

靈道

內關
神門

【取穴】

厥陰俞：第4胸椎棘突下，旁開1.5寸（約2橫指）。

心俞：第5胸椎棘突下，旁開1.5寸（約2橫指）。

靈道：在前臂掌側，當尺側腕屈肌腱的橈側緣，腕橫紋上1.5寸。

神門：腕掌橫紋尺側。

內關：腕掌橫紋上2寸，兩筋之間。

公孫：第1蹠骨基底部的前下方，赤白肉際處。

【治療方法】

1. 在背部，面刮厥陰俞、心俞。
2. 點按並刮拭內關、公孫、靈道、神門。

【日常保健】

1. 當心律失常發作引起心悸、胸悶、頭暈等症狀時應保證充足的休息和睡眠，休息時避免左側臥位，以防左側臥位時感覺到心臟搏動而加重不適。

2. 飲食給予富含纖維素的食物，以防便秘；避免飽餐及攝入刺激性食物，如咖啡、濃茶等。

3. 及時就醫，定期複查心電圖和隨訪，明確所用藥物的名稱、劑量、用法、作用及不良反應，囑病人堅持服藥。家屬應該學習心律失常發作時的應對措施及心肺復甦術，以便於自我監測病情和自救。

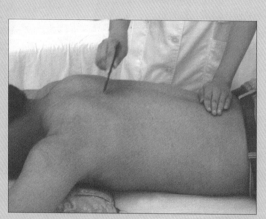

刮心俞

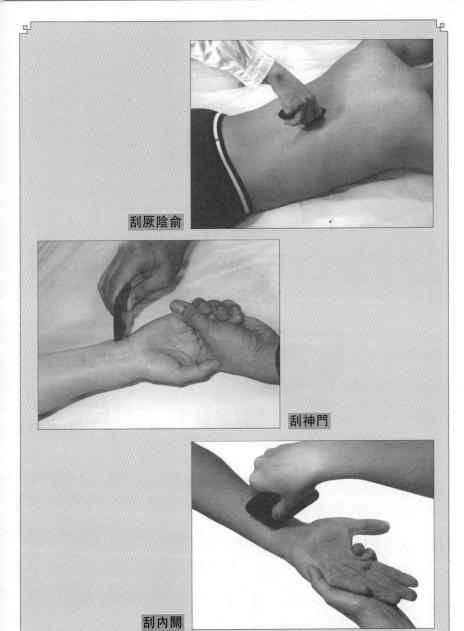

刮厥陰俞

刮神門

刮內關

神經衰弱

神經衰弱是指大腦由於長期的情緒緊張和精神壓力，從而產生精神活動能力的減弱，其主要特徵是精神易興奮和腦力易疲勞，睡眠障礙，記憶力減退，頭痛等，伴有各種軀體不適等症狀。

如表現為神經系統的頭痛、頭暈腦脹、耳鳴、眼花、記憶力減退、思想不集中、容易激動、愛發脾氣，工作或學習時提不起精神，睡眠不好或整夜睡不著，腰背酸痛等。

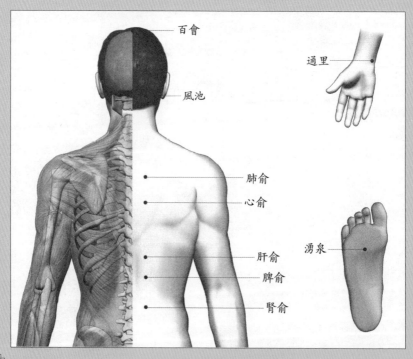

【取穴】

百會：兩耳尖直上，與前正中線交會處。

肺俞、心俞、肝俞、脾俞：第3、5、9、11胸椎棘突下，旁開1.5寸（約2橫指）。

腎俞：第2腰椎棘突下，旁開1.5寸（約2橫指）。

通里：在前臂掌側，當尺側腕屈肌腱的橈側緣，腕橫紋上1寸。

湧泉：第2、3趾趾縫紋頭與足跟連線的上1/3處。

風池：頸後，與風府相平，在斜方肌與胸鎖乳突肌之間。

【治療方法】

1. 刮拭頭部百會、風池。
2. 自上而下刮拭肺俞、心俞、肝俞、脾俞、腎俞。
3. 點刮湧泉、通里。

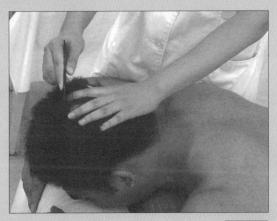

刮百會

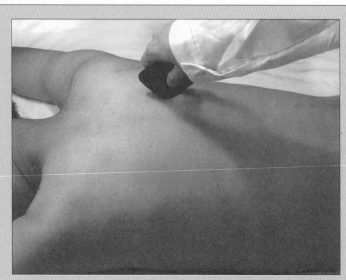

刮肺俞

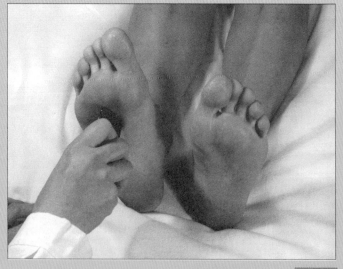

刮湧泉

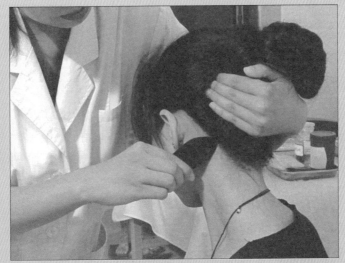

刮風池

【日常保健】

1. 每個人應深入瞭解自己的性格及興趣，選擇適合自己的工作，發掘個人興趣，有適量的運動、娛樂、休息和社交，生活儘量要有規律，不可沉溺於任何不良嗜好，養成健康的人生觀。

2. 注意睡眠衛生，保證睡眠時間，充分休息。

3. 加強體育鍛鍊，增強機體抵抗力。

偏頭痛

　　偏頭痛是臨床最常見的原發性頭痛類型。偏頭痛是一種原因不明、反覆發生的頭痛，每次頭痛持續4～12小時。

　　頭痛的特徵包括：半邊頭痛，像抽痛或脹痛，伴隨心跳或脈搏跳動，痛得厲害，常會噁心嘔吐，怕光怕吵；此外，走動、上下樓梯或頭晃動都會加劇頭痛。

　　有些病人在休息睡覺後就會好轉，但許多病人都需要止痛藥的幫忙，才能解決頭痛的痛苦。

　　偏頭痛是因受到內在或外在的刺激，比如壓力、睡眠不足、天氣的變化或刺激性的食物等，導致神經系統失去平衡和諧的狀態，引發腦內神經傳導物質的改變，進而誘發偏頭痛。

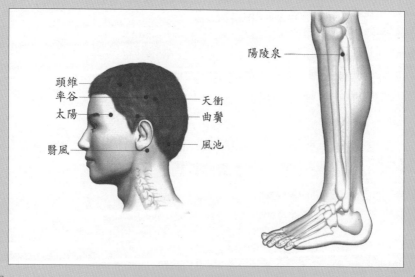

【取穴】

太陽：眉梢與外眼延長線交會處。

陽陵泉：腓骨小頭前下方凹陷處。

風池：頸後，與風府相平，在斜方肌與胸鎖乳突肌之間。

翳風：在耳垂後方與乳突之間的凹陷中。

率谷：耳尖直上1.5寸（約2橫指）處。

頭維：兩髮角直上入髮際0.5寸處。

曲鬢：在側頭部，當耳前鬢角髮際後緣的垂線與耳尖水平線交會處。

天衝：率谷後0.5寸。

【治療方法】

1. 刮拭患處阿是穴、率谷、天衝、翳風、風池、頭維、曲鬢、太陽。

2. 刮拭對側陽陵泉。

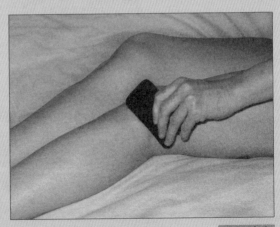

刮陽陵泉

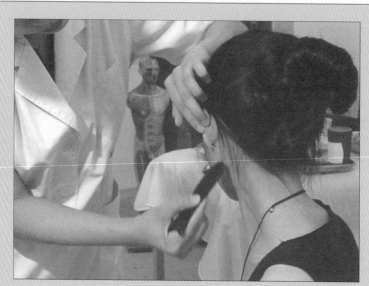

刮翳風

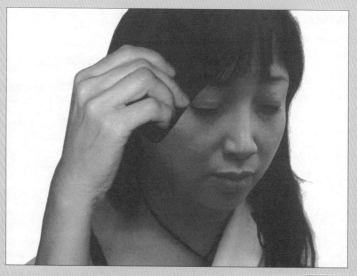

刮頭維

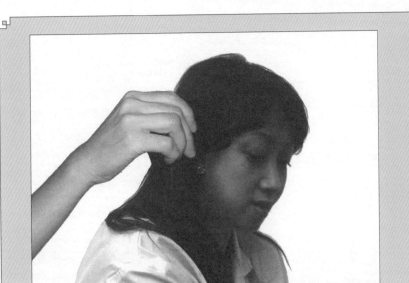

刮天衝

【日常保健】

1.遠離可造成血管痙攣的食物，這類食物包括：乳酪、巧克力、柑橘類食物以及醃製沙丁魚、雞肝、番茄、牛奶、乳酸飲料等。

2.所有酒精類飲料都會引發頭痛，特別是紅酒含有更多誘發頭痛的化學物質。

3.放鬆心情，選擇泡溫水浴、做瑜伽等放鬆運動可以避免頭痛。

三叉神經痛

三叉神經痛是最常見的腦神經疾病。三叉神經是第五條腦神經，主要功能是支配臉部及口腔黏膜的感覺和咀嚼肌肉的活動，三叉神經行經之處受損皆可引起神經痛，可能的原因包括腫瘤、血管壓迫、神經病變、多發性硬化症等，但是，大多數的三叉神經痛並沒有神經功能的異常或病變，且須與牙痛作區分。

其主要特徵是以一側面部三叉神經分佈區內反覆發作的陣發性劇烈痛為主要表現，特點是，在頭面部三叉神經分佈區域內，發病驟發、驟停，閃電樣、刀割樣、燒灼樣、頑固性、難以忍受的劇烈性疼痛。當說話、洗臉、刷牙或微風拂面，甚至走路時都會導致陣發性的劇烈疼痛。

疼痛歷時數秒或數分鐘，疼痛呈週期性發作，發作間歇期同正常人一樣，以致病人精神萎靡不振，行動謹小慎微，甚至不敢洗臉、刷牙、進食，說話也小心，唯恐引起發作。

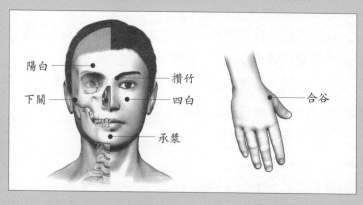

【取穴】

攢竹：兩眉頭處。

四白：瞳孔直下，眶下緣凹陷處。

合谷：第2指骨橈側凹陷處。

陽白：瞳孔直上，眉上方1寸處。

承漿：在面部，當頦唇溝的正中凹陷處。

下關：在面部耳前方，當顴弓與下頜切跡所形成的凹陷中，閉口取穴。

【治療方法】

1. 三叉神經痛持續發作時，角刮四白、下關、承漿、攢竹、陽白。

2. 角刮雙側合谷。

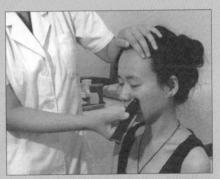

刮四白

【日常保健】

1. 宜選擇質軟、易嚼食物。因咀嚼誘發疼痛的患者，則要進食流食，切不可吃油炸物，不宜食用刺激性、過酸過甜以及寒性食物等；飲食要營養豐富，平時應多吃些含維生素豐富及有清火解毒作用的食品；多食

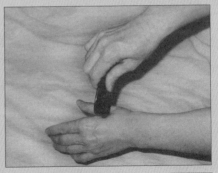

刮合谷

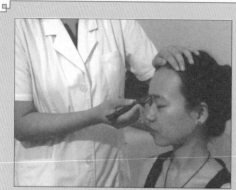

刮攢竹

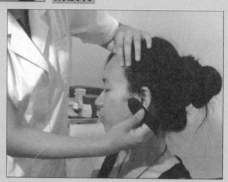

刮下關

新鮮水果、蔬菜及豆製類，少食肥肉、多食瘦肉，食品以清淡為宜。

2. 吃飯、漱口、說話、刷牙、洗臉動作宜輕柔。以免觸碰扳機點而引起三叉神經痛。不吃刺激性食物。

3. 注意頭、面部保暖，避免局部受凍、受潮，不用太冷、太熱的水洗臉；平時應保持情緒穩定，不宜激動，不宜疲勞熬夜，常聽柔和的音樂，心情平和，保持充足睡眠。

4. 保持精神愉快，避免精神刺激；起居規律，室內環境應安靜、整潔，空氣新鮮。同時臥室不受風寒侵襲。適當參加體育運動，鍛鍊身體，增強體質。

高血壓

血壓指血液由心臟送出時在動脈血管內所產生的壓力。心臟收縮時產生的壓力叫收縮期血壓，而心臟舒張時所產生的壓力叫舒張期血壓。量度血壓的單位叫毫米汞柱。

高血壓是指在靜息狀態下動脈收縮壓和/或舒張壓增高。健康成年人正常血壓的範圍甚廣，因人而異。

按照世界衛生組織建議使用的血壓標準是：正常成人收縮壓應小於或等於140毫米汞柱，舒張壓小於或等於90毫米汞柱，當高壓大於140毫米汞柱或舒張壓大於90毫米汞柱，即可定義為高血壓。

高血壓分為原發性和繼發性兩種。前者占90％～95％，原因不明，但與遺傳和體質有強烈的聯繫。後者則已知道是由其他疾病引起：如腎病、腎上腺腫瘤、甲狀腺功能亢進症等。繼發性高血壓的基本疾病治癒後，血壓就會恢復正常。

【取穴】

心俞：第5胸椎棘突下，旁開1.5寸（約2橫指）。
肝俞：第9胸椎棘突下，旁開1.5寸（約2橫指）。
太衝：第1、2趾骨結合處前方凹陷處。
合谷：第2指骨橈側凹陷處。
內關：腕掌橫紋上2寸，兩筋之間。
腎俞：第2腰椎棘突下，旁開1.5寸（約2橫指）。
太淵：腕掌橫紋橈側橈動脈搏動處。

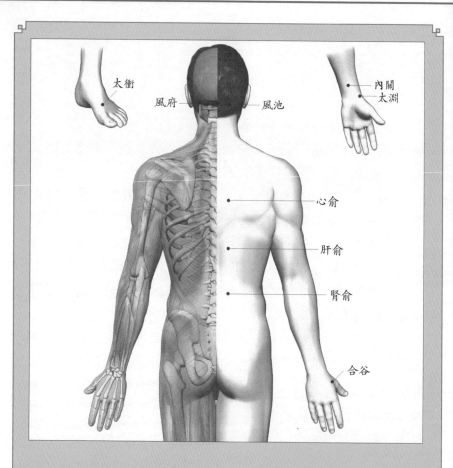

風池：頸後，與風府相平，在斜方肌與胸鎖乳突肌之間。
風府：後髮際正中直上1寸。

【治療方法】

1. 刮拭頭部的風府、風池。
2. 刮拭背部的心俞、肝俞、腎俞。
3. 刮拭太淵、內關、合谷、太衝。

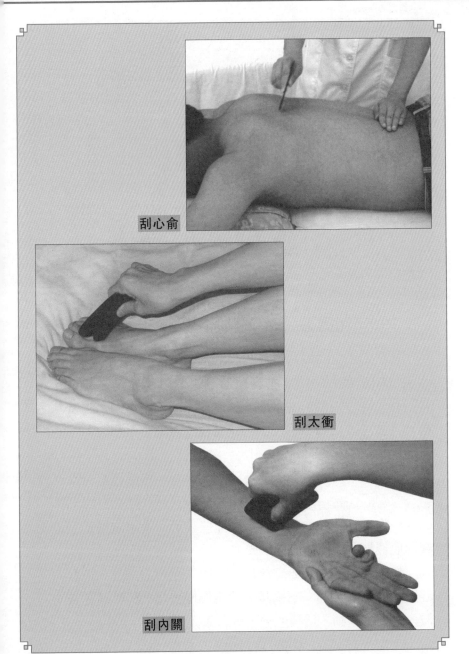

刮心俞

刮太衝

刮內關

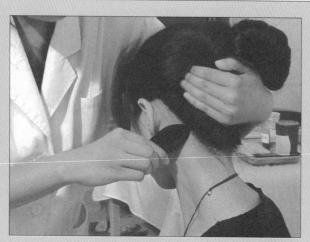

刮風池

【日常保健】

1. 飲食上，除做到戒菸、限制食鹽外，應該控制膽固醇攝入量。如：全脂牛奶，動物脂肪等；熏肉，火腿；腦、肝、腎、胰、胃等內臟；沙丁魚、鱒魚、魚卵、蠔、蝦、螃蟹、龍蝦等高膽固醇食物；相反，可適當食入綠葉蔬果和脫脂牛奶、瘦肉等。

2. 堅持服用降壓藥。堅持運動。步行、慢跑等都有助於改善心血管的代謝功能。

3. 晚餐宜吃易消化食物，應配些湯類，進水量不足，可使夜間血液黏稠，促使血栓形成。

4. 早晨醒來，不要急於起床，應先在床上仰臥，活動一下四肢和頭頸部，伸一下懶腰，然後慢慢坐起，稍微活動幾次上肢，再下床活動，這樣血壓不會有太大波動。

低血壓

低血壓是指體循環動脈壓力低於正常的狀態。收縮壓低於100毫米汞柱，那就會形成低血壓。

低血壓雖然不算是一種疾病，但可能是其他疾病所致，而且它會使人頭暈眼花、精神疲憊、注意力不集中或昏倒、休克，而導致其他傷害產生。

低血壓有原因不明（疑為遺傳所致）的原發性低血壓和因疾病產生的繼發性低血壓兩大類。醫學研究指出，3％～7％的低血壓患者屬於原發性低血壓，這類病人的心臟收縮能力和血管的彈性是正常的；而繼發性低血壓則有明顯的疾病致因。

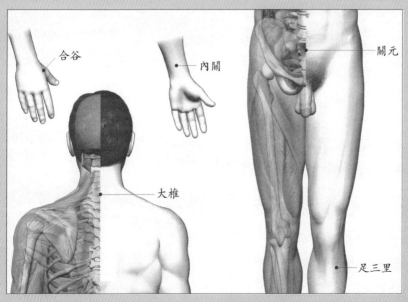

【取穴】

大椎：頸部最高骨、第7頸椎棘突下。

關元：臍下3寸（約4橫指）。

足三里：小腿外側，外膝眼下3寸（約4橫指）。

合谷：第2指骨橈側凹陷處。

內關：腕掌橫紋上2寸，兩筋之間。

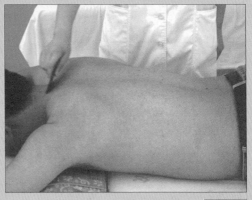

刮大椎

【治療方法】

補法刮拭大椎、關元、合谷、內關、足三里各穴。

【日常保健】

1. 桂圓、蓮子、大棗、桑葚等藥膳食品可經常食用，改善低血壓症狀。由失血或月經過多引起的低血壓，可增加肝類、魚類、奶類、蛋類、豆類以及含鐵多的蔬菜、水果等，幫助糾正貧血。適當選擇高

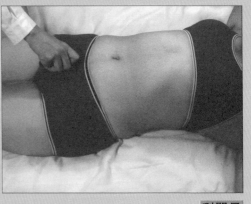

刮關元

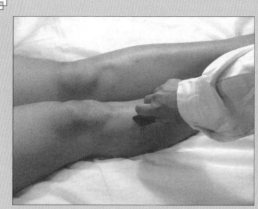

刮足三里

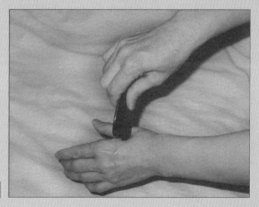

刮合谷

鈉、高膽固醇的飲食，如動物腦、肝、蛋黃、奶油、魚子等，增加血壓。相反，菠菜、蘿蔔、芹菜、冷飲等可降低血壓的食品要少吃。

　　2. 加強體育鍛鍊。體育鍛鍊對高血壓、低血壓都有調節作用，可根據自己的體力情況，選擇適合自己的鍛鍊項目。

中風後遺症

中風後遺症是指中風發病6個月以後，仍遺留程度不同的「三偏」、認知障礙、言語功能障礙、日常活動能力障礙、吞咽障礙、大便小便障礙等。

中風後遺症的病因主要是因為腦血管意外之後，腦組織缺血或受血腫壓迫、推移、腦水腫等而使腦組織功能受損。急性期後，偏癱逐漸成為痙攣性，上肢屈曲、內收，下肢呈直伸，腱反射亢進，運動能力可有恢復。

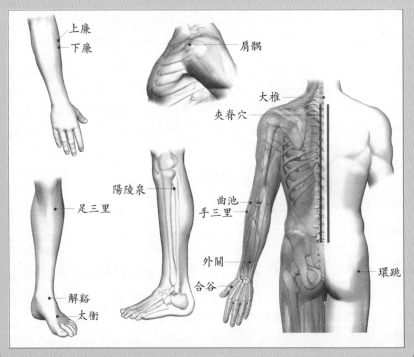

【取穴】

大椎：頸部最高骨、第7頸椎棘突下。

足三里：小腿外側，外膝眼下3寸（約4橫指）。

太衝：第1、2趾骨結合處前方凹陷處。

合谷：第2指骨橈側凹陷處。

陽陵泉：腓骨小頭前下方凹陷處。

曲池：肘橫紋中，尺澤與肱骨外上髁之中點。

肩髃：肩胛骨肩峰端最前段下方凹陷處，當臂外展時肩峰前方凹陷處。

外關：在腕背橫紋上2寸，尺骨橈骨之間。

手三里：曲池下2寸處。

下廉：曲池與陽谿連線上，曲池下4寸。

上廉：曲池與陽谿連線上，曲池下3寸（約4橫指）。

環跳：當股骨大轉子最凸點與骶管裂孔連線的外1/3與中1/3交點處。

解谿：在足背與小腿交界處的橫紋中央凹陷中。

夾脊穴：第1胸椎至第5腰椎，棘突下旁開0.5寸。

【治療方法】

1. 先刮拭大椎，後刮拭雙側夾脊穴。

2. 依次刮拭患側肩髃、曲池、手三里、上廉、下廉、外關、合谷。

3. 依次刮拭患側環跳、陽陵泉、足三里、解谿、太衝。

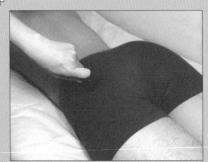

刮環跳

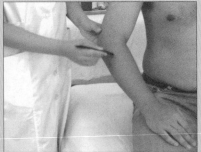

刮手三里

【日常保健】

1. 每天監測血壓變化。有效控制血糖、血脂、血黏度。嚴格控制血壓在140/90毫米汞柱以下，年齡越小，控制越嚴，最好每天監測血壓變化，至少每週測一次血壓。若正在服用降壓藥物，不可隨意停藥，應按醫囑增減降壓藥物。同時，需要24小時穩定控制血壓，使血壓波動較小，不可將血壓降得過低。

2. 科學的運動功能訓練：包括肢體的被動運動、主動運動和抗阻運動等。這套現代康復醫學運動功能訓練方法，應當在康復技師的指導下，根據不同病情採用不同方法進行。

3. 中風病人在康復期如無吞咽困難，宜以清淡、少油膩、易消化的柔軟平衡膳食為主。戒菸限酒，低鹽低脂。

4. 語言障礙的病人情緒多焦慮，護理中要多接觸病人，要儘早誘導和鼓勵患者說話，耐心糾正發音，由簡到繁，堅持不懈。

5. 長期臥床生活不能自理的患者，應按時進行口腔護理及皮膚護理，保持病床的整潔，定時為患者翻身拍背，擦浴更衣、清理糞便、整理床鋪等，預防發生褥瘡。

面　癱

　　面神經麻痺又稱面癱，是指由各種原因引起的面神經麻痺，是以面部表情肌群運動功能障礙為主要特徵的一種常見病、多發病，不受年齡限制，四季均可發病，發病急驟，以一側面部發病多見。

　　臨床表現為突然發病，口角歪向健側，不能做皺眉、蹙額、鼓頰等動作，病側鼻唇溝、額紋變淺或消失，眼瞼閉合不全，病側面部表情板滯。半年以上未癒可出現「倒錯」現象。

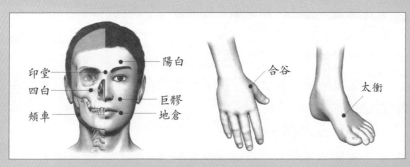

【取穴】

四白：瞳孔直下，眶下緣凹陷處。

太衝：第1、2趾骨結合處前方凹陷處。

合谷：第2指骨橈側凹陷處。

印堂：兩眉頭中點處。

陽白：瞳孔直上，眉上方1寸處。

地倉：瞳孔直下，嘴角外側處。

頰車：下頜角前上方，咬肌最隆起處。

巨髎：瞳孔直下，平鼻翼下緣處，當鼻唇溝外側。

【治療方法】

1. 印堂上下刮拭。四白至巨髎上下刮拭。

2. 陽白由內而外刮拭。

3. 角刮地倉、頰車、合谷、太衝。

【日常保健】

1. 面癱患者治療時配合表情肌訓練，如抬眉、閉眼、聳鼻、鼓腮等。在急性期應適當休息，注意面部的保暖。外出時可戴口罩，睡眠時勿靠近窗邊，不能用冷水洗臉，避免直吹冷風，注意天氣變化，及時添加衣物防止感冒。

2. 飲食應營養豐富，選擇易消化的食物，禁菸戒酒，忌食刺激性食物。

3. 進食後要及時漱口，清除患側頰齒間的食物殘渣。

4. 急性期患側面部用濕熱毛巾外敷，每天3～4次，每次15～20分鐘。對鏡按摩癱瘓的面肌，每日3～4次，每次3～10分鐘。

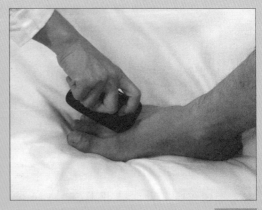

刮太衝

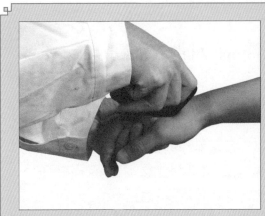

刮合谷

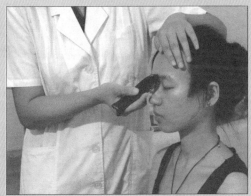

刮印堂

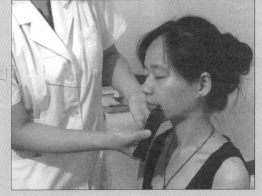

刮地倉

慢性前列腺炎

慢性前列腺炎包括慢性細菌性前列腺炎和非細菌性前列腺炎兩部分。

慢性細菌性前列腺炎有反覆發作的下尿路感染症狀，如尿頻、尿急、尿痛、排尿燒灼感，排尿困難、尿瀦留，後尿道、肛門、會陰區墜脹不適。持續時間超過3個月。

慢性非細菌性前列腺炎主要表現為骨盆區域疼痛，可見於會陰、陰莖、肛周部、尿道、恥骨部或腰骶部等部位。兼有尿急、尿頻、尿痛和夜尿增多等。由於慢性疼痛久治不癒，患者生活品質下降，並可能有性功能障礙、焦慮、抑鬱、失眠、記憶力下降等。

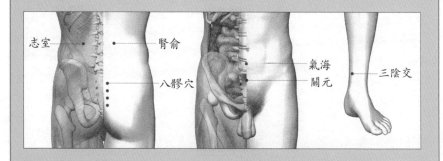

【取穴】

關元：臍下3寸（約4橫指）。

氣海：臍下1.5寸（約2橫指）。

三陰交：內踝尖上3寸（約4橫指），脛骨內側面後緣。

腎俞：第2腰椎棘突下，旁開1.5寸（約2橫指）。

八髎穴：即上髎、次髎、中髎、下髎，骶骨後的4對骶後孔。

志室：第2腰椎棘突下，旁開3寸（約2橫指）處。

【治療方法】

1. 面刮腰骶部腎俞、志室、八髎穴。
2. 面刮氣海、關元。
3. 點刮三陰交。

【日常保健】

1. 患者應戒酒，忌辛辣刺激性食物；避免憋尿、久坐，注意保暖，加強體育鍛鍊。

2. 保證身體與心理健康，加強身體素質的鍛鍊，精神上不要受壓抑。

3. 保持有規律的生活，儘量避免以下前列腺炎誘因：避免性生活過多、頻繁手淫，也不能禁慾。

4. 避免長時間騎自行車、騎馬、久坐等持續壓迫前列腺部位的動作；不能過多飲酒，特別是不能酗酒；切忌受寒、受涼、坐濕地；注意重視夫婦雙方在內的性生活衛生；得了各種炎症病變，尤其是尿路感染，都應該及時對症治療，不能拖延。

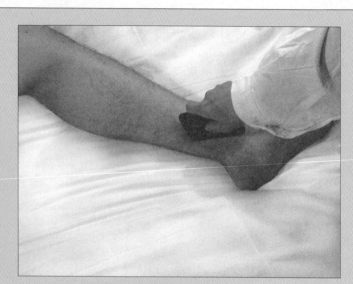

刮三陰交

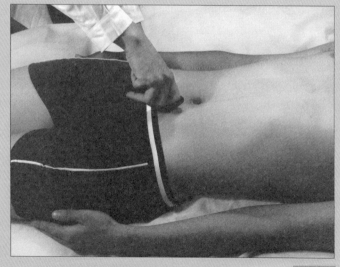

刮氣海

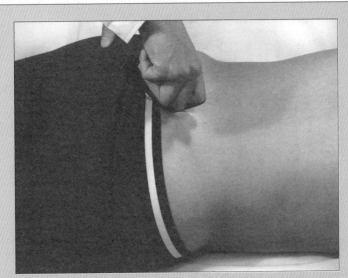

刮八髎穴

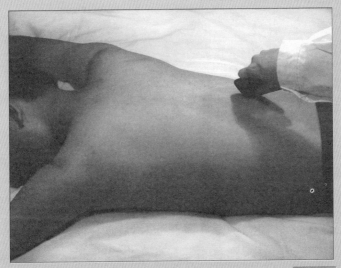

刮志室

前列腺增生

前列腺增生是老年男性常見疾病，尤其常見於男性長者，主要影響五成60歲以上及九成70歲以上的男性。前列腺屬男性生殖系統一部分，是一種呈核桃狀的腺體，位於膀胱之下，直腸之前，包圍著尿道。增生的前列腺會壓迫尿道周邊區（是前列腺癌最常見的生長部位）。

主要症狀有：開始排尿時感到困難，尿流減弱，排尿終段呈滴尿狀態，排尿後感到不能將膀胱內尿液完全排清，不能忍尿，尿頻、夜尿頻繁。嚴重者可出現血尿，尿失禁，急性尿瀦留，泌尿道感染，膀胱功能受損、膀胱結石，腎功能受損。

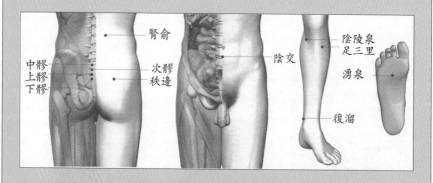

【取穴】

足三里：小腿外側，外膝眼下3寸（約4橫指）。

陰陵泉：脛骨內側髁內下方凹陷處。

湧泉：第2、3趾趾縫紋頭與足跟連線的上1/3處。

腎俞：第2腰椎棘突下，旁開1.5寸（約2橫指）。

復溜：太谿穴直上2寸，跟腱的前方。

上髎、次髎、中髎、下髎：分別位於骶骨後的4對骶後孔中。

秩邊：平第4骶後孔，骶正中嵴旁開3寸（約4橫指）。

陰交：當臍中下1寸。

【治療方法】

1. 面刮腎俞、上髎、次髎、中髎、下髎。
2. 點刮秩邊。
3. 角刮陰陵泉、足三里、陰交、復溜、湧泉。

【日常保健】

1. 注意減肥，肥胖與前列腺體積呈正相關，即脂肪越多則前列腺體積越大。

2. 飲食宜清淡。多食用蔬菜、水果、含不飽和脂肪酸、維生素D多的食物，可減少前列腺增生發生的風險。絕對忌酒，少食辛辣食物，適當飲水，特別是白天應多飲水，既防止脫水，也可減少夜間排尿次數。

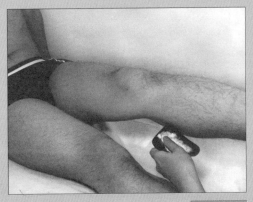

刮陰陵泉

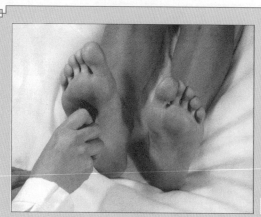

刮湧泉

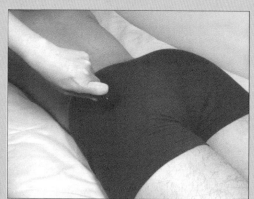

刮秩邊

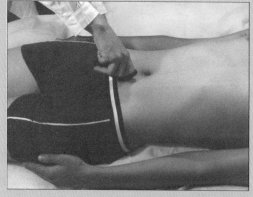

刮陰交

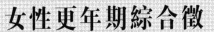

女性更年期綜合徵

　　女性更年期綜合徵又叫圍絕經期綜合徵。婦女到了45～55歲之間，卵巢開始缺乏足夠卵胞來接受腦下垂體分泌的刺激，以致週期性的雌雄激素及孕激素越來越少，影響子宮內膜週期性的增厚、剝落及出血。結果月經週期變得不規則，時早時遲，經量時多時少。一般而言，這些情況會持續一段時期，直至月經不來。當婦女超過一年以上沒有月經，才可說是絕經。

　　更年期綜合徵的主要症候群有：①月經紊亂。②神經、精神障礙。③心血管及脂代謝障礙。

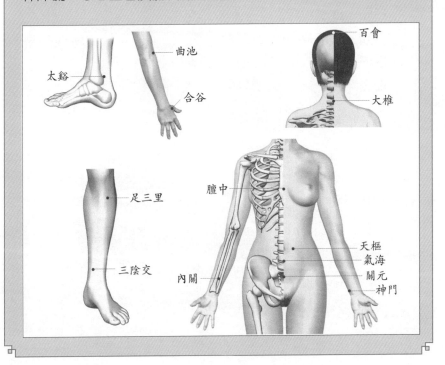

【取穴】

百會：兩耳尖直上，與前正中線交會處。

大椎：頸部最高骨、第7頸椎棘突下。

關元、氣海：分別位於臍下3寸（約4橫指）、臍下1.5寸（約2橫指）。

足三里：小腿外側，外膝眼下3寸（約4橫指）。

天樞：平臍，左右各旁開2寸。

三陰交：內踝尖上3寸（約4橫指），脛骨內側面後緣。

神門：腕掌橫紋尺側。

合谷：第2指骨橈側凹陷處。

內關：腕掌橫紋上2寸，兩筋之間。

太谿：內踝尖與跟腱之間凹陷處。

膻中：兩乳頭連線中點處，胸骨柄上。

曲池：肘橫紋中，尺澤與肱骨外上髁之中點。

【治療方法】

點揉、角刮百會、大椎、膻中、天樞、氣海、關元、曲池、合谷、內關、神門、足三里、三陰交、太谿各穴。

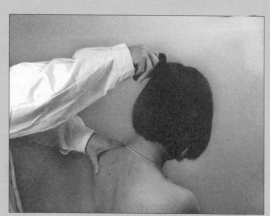

刮百會

【日常保健】

1. 更年期女性出現一系列症狀會損傷元氣、內耗體力，因此合理的營養補給可以從一定程度上緩解這些症狀。

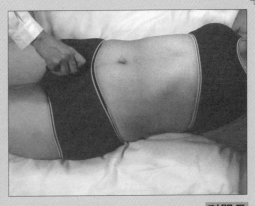

刮關元

2. 培養良好的情緒，適當運動。

3. 定期體檢。由於機體內環境的劇烈變化，在更年期要提高體檢意識，特別是定期檢查乳房、生殖器官等婦科體檢項目。

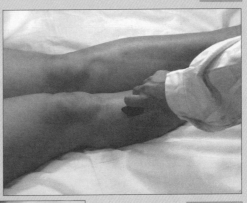

刮足三里

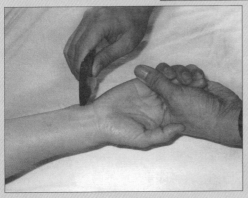

刮神門

糖尿病

糖尿病是血中胰島素絕對或相對不足，導致血糖過高，出現糖尿，進而引起脂肪和蛋白質代謝紊亂，當出現明顯的口渴、多飲、多尿、多食、消瘦、乏力等症狀，伴有皮膚癤、癰等化膿性感染時要及時就醫檢查。

糖尿病已經是現代社會影響人們健康的常見病，糖尿病會增加患腦血管病、心臟病、足部壞疽、視網膜病、腎病及神經系統疾病的機會。重症患者易發生酮症酸中毒等急症危及生命。

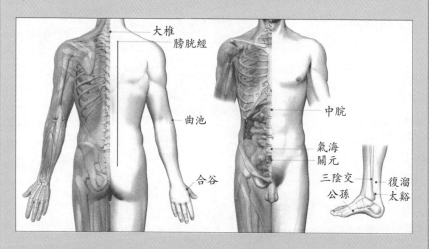

【取穴】

大椎：頸部最高骨、第7頸椎棘突下。

膀胱經第1側線：背部正中線旁開1.5寸（約2橫指）。

關元：臍下3寸（約4橫指）。

氣海：臍下1.5寸（約2橫指）。

三陰交：內踝尖上3寸（約4橫指），脛骨內側面後緣。

合谷：第2指骨橈側凹陷處。

中脘：臍與劍突的中點。

太谿：內踝尖與跟腱之間凹陷處。

曲池：肘橫紋中，尺澤與肱骨外上髁之中點。

公孫：第1蹠骨基底部的前下方，赤白肉際處。

復溜：太谿穴直上2寸，跟腱的前方。

【治療方法】

1. 補法柔和刮拭大椎，並由上至下刮拭雙側膀胱經第1側線。

2. 輕柔刮拭、點按中脘、氣海、關元、曲池、合谷、三陰交、公孫、太谿、復溜。

3. 刮痧要輕柔，皮膚微紅即可，避開癤腫，如果有破潰要及時消毒處理。不求一時之快，但求徐徐見功。

【日常保健】

1. **預防。**不論是否高危一族，要積極實踐健康生活模式，包括：均衡飲食及維持適中體重、培養運動的習慣，還要不吸菸、避免吸入二手煙及不酗酒，以減低將來患上糖尿病的概率。

2. **控制飲食。**不僅僅針對糖尿病患者，對於家族中有遺傳因素者也應瞭解相關知識並控制飲食。

糖尿病患者可適當增加五穀雜糧在三餐中的含量，如蕎麥

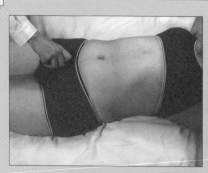

刮關元

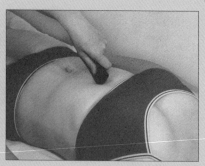

刮中脘

麵、燕麥麵、玉米麵等；苦瓜、洋蔥、香菇、柚子、南瓜可降低血糖；可增加豆類製品補充蛋白質。

相反，不宜吃各種糖、蜜餞、水果罐頭、汽水、果醬、霜淇淋、甜餅乾、甜麵包及糖製糕點等。

3.**加強運動**。適當的運動可以改善糖代謝，降低血糖。但是要注意，運動鍛鍊對緩解和改善糖尿病有積極意義，但是一定要結合患者的個體情況，從低負荷開始，逐漸增加運動量和活動時間。

4.**自我監控**。糖尿病患者必須進行糖尿病知識普及，學習測定血糖（周圍血糖儀法）、尿糖、應用飲食、運動、降糖藥物的知識和方法。

5.**定期檢查**。根據專科醫師指導，定期檢查，注意血壓、血脂、眼底檢測等，防止糖尿病併發症的發生。平時應注意皮膚清潔，預防感染，如有發熱、咳嗽、尿頻、癤瘡等疾病時應及時就診，以免感染。

陽　痿

　　陽痿即勃起功能障礙，是指在性交時，陰莖勃起硬度不足於插入陰道，或陰莖勃起硬度維持時間不足以完成滿意的性生活。陽痿與很多心理及生理因素有關，部分成因包括：精神壓力或焦慮，患上某些疾病，如糖尿病、血管疾病、神經問題，服用某些藥物如鎮靜劑或降血壓藥，飲酒過多，吸菸。

　　偶爾出現的不舉是正常的現象。當感到疲倦或精神緊張時，可能會無法勃起或維持勃起。事實上，中年男性出現勃起功能障礙，其中一個最常見的原因是睡眠不足。

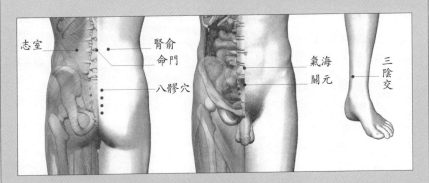

【取穴】

關元：臍下3寸（約4橫指）。

氣海：臍下1.5寸（約2橫指）。

命門：第2胸椎棘突下方凹陷處。

三陰交：內踝尖上3寸（約4橫指），脛骨內側面後緣。

腎俞：第2腰椎棘突下，旁開1.5寸（約2橫指）。

八髎穴：即上髎、次髎、中髎、下髎，骶骨後的4對骶後孔。

志室：第2腰椎棘突下，旁開3寸（約4橫指）。

【治療方法】

1. 刮拭腰骶部腎俞、命門、志室、八髎。
2. 刮拭腹部氣海、關元。
3. 點刮三陰交。

【日常保健】

1. 改變不良的生活方式。養成健康的生活習慣，能減少勃起功能障礙的概率。鍛鍊身體、減肥，並積極治療糖尿病、高血壓的原發性疾病。不吸菸，避免飲酒過多，避免濫用精神科藥物。保證充足的睡眠及有效處理精神壓力。

2. 對有明顯精神心理疾病的患者，可以採用心理治療的方法，單獨進行或配合其他方法進行治療。

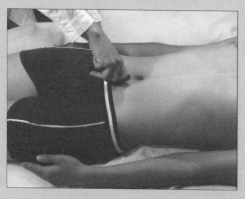

刮氣海

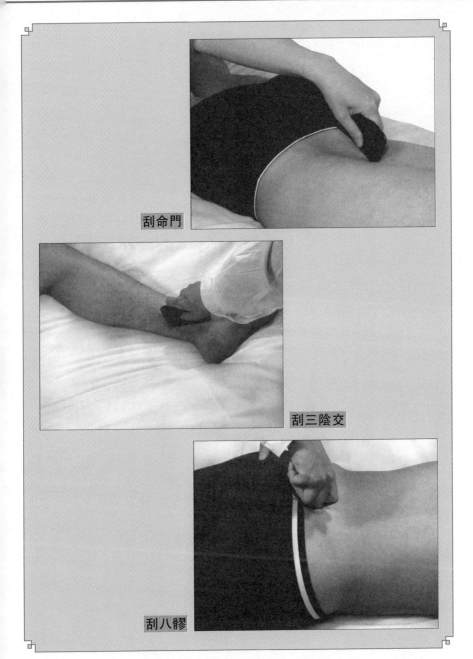

刮命門

刮三陰交

刮八髎

早 洩

　　早洩是最常見的男子性功能障礙，一般認為陰莖進入陰道之前，正在進入或剛進入不久即發生射精稱為早洩。

　　早洩的問題多半發生在年輕人，通常可分為兩類，一種是持續性的早洩，一種是短暫性的早洩，對於後者常能找出病因，在生理方面，大多是前列腺炎所造成的；心理方面則可能是工作上有挫折或壓力，或者是兩性關係不協調而引起的。

　　近年來，由於教育及經濟的提升，個人較能自我肯定，所以心理因素的早洩就比較少些；相對的，因為性行為的複雜化，前列腺炎造成的早洩較常見。

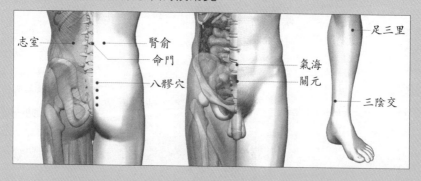

【取穴】

　　命門：第2腰椎棘突下方凹陷處。

　　志室：第2腰椎棘突下，旁開3寸（約4橫指）處。

　　關元：臍下3寸（約4橫指）。

　　氣海：臍下1.5寸（約2橫指）。

足三里：小腿外側，外膝眼下3寸（約4橫指）。

三陰交：內踝尖上3寸（約4橫指），脛骨內側面後緣。

腎俞：第2腰椎棘突下，旁開1.5寸（約2橫指）。

八髎穴：即上髎、次髎、中髎、下髎，骶骨後的4對骶後孔。

【治療方法】

1. 刮拭腰骶部腎俞、命門、志室、八髎。

2. 刮拭腹部氣海、關元。

3. 點刮三陰交、足三里。

【日常保健】

1. 不要在疲勞後行房。

2. 早洩受到文化背景的影響，如果在一個不在乎女性感受或只為生兒育女的社會裡，則男人的早洩可能就不是個問題。如今，許多男性為求性伴侶在性方面滿足而有所困擾，並期望有所改善，這是男女關係更協調的一種現象。性行為是種需要學習的行為，需要夫妻或男女性伴侶互相配合。只要雙方有愛，有尊重，有關懷，一定會漸入佳境的。

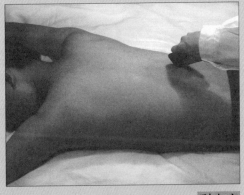

刮志室

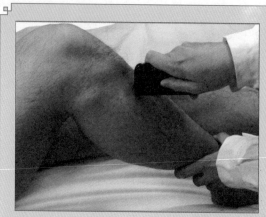

刮足三里

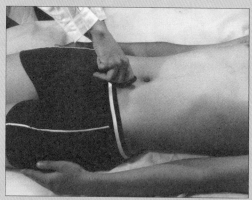

刮氣海

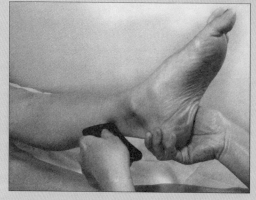

刮三陰交

遺 精

遺精是無性交活動時的射精，是青少年常見的正常生理現象，在睡眠做夢中發生遺精稱為夢遺；在清醒狀態下發生的遺精叫作滑精。

遺精的頻度差別很大，正常未婚男子，每月遺精可達2～8次，並無異常。在有規律的性生活時，經常遺精或遺精次數增多，一週數次或一夜數次，或僅有性慾觀念即出現遺精或滑精，則多屬病態。

中醫認為遺精的機理是腎氣不固或濕熱下注。

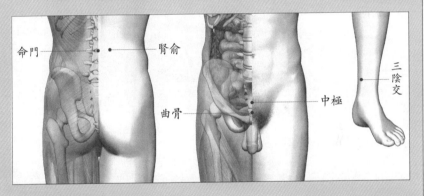

【取穴】

命門：第2胸椎棘突下方凹陷處。

三陰交：內踝尖上3寸（約4橫指），脛骨內側面後緣。

腎俞：第2腰椎棘突下，旁開1.5寸（約2橫指）。

中極：臍中下4寸。

222 | *刮痧排毒* 絕招

曲骨：臍中下5寸。

【治療方法】

1. 刮拭腰骶部腎俞、命門。
2. 刮拭腹部中極、曲骨。
3. 點按三陰交。

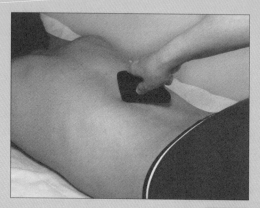

刮命門

【日常保健】

1.**不必過度緊張**。成人未婚或婚後久別出現遺精，遺精後並無不適，這是生理現象，不要自尋煩惱。但是要轉移注意力，少看或不看色情書畫、電影等，最好戒除手淫。適當參加體育活動、體力勞動和文娛活動，增強體質，陶冶情操。

2.**起居方面**。要少進菸、酒、茶、咖啡、蔥、蒜等辛辣刺激性食物，睡時宜屈膝側臥位，被褥不宜過厚，內褲不宜過緊。

歡迎至本公司購買書籍

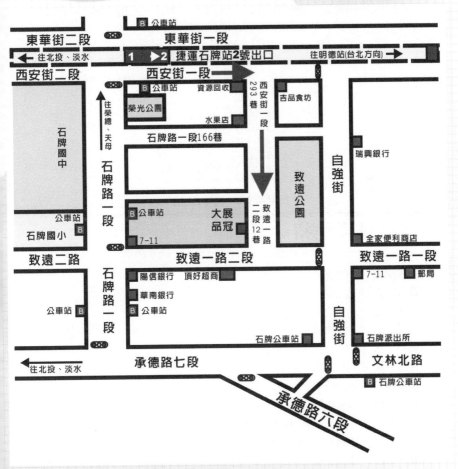

建議路線

1.搭乘捷運、公車

　　淡水線石牌站下車，由石牌捷運站２號出口出站(出站後靠右邊)，沿著捷運高架往台北方向走(往明德站方向)，其街名為西安街，約走100公尺(勿超過紅綠燈)，由西安街一段293巷進來(巷口有一公車站牌，站名為自強街口)，本公司位於致遠公園對面。搭公車者請於石牌站(石牌派出所)下車，走進自強街，遇致遠路口左轉，右手邊第一條巷子即為本社位置。

2.自行開車或騎車

　　由承德路接石牌路，看到陽信銀行右轉，此條即為致遠一路二段，在遇到自強街(紅綠燈)前的巷子(致遠公園)左轉，即可看到本公司招牌。

國家圖書館出版品預行編目資料

刮痧排毒絕招／王穎　白增華　主編
──初版，──臺北市，品冠文化，2017〔民106.06〕
面；21公分 ──（休閒保健叢書；40）
ISBN 978－986－5734－65－7（平裝；附影音光碟）
1. 刮痧
413.99　　　　　　　　　　　　　　　　106005287

刮痧排毒絕招 附VCD

主　　編／王穎　白增華

責任編輯／壽亞荷

發 行 人／蔡孟甫

出 版 者／品冠文化出版社

社　　址／台北市北投區（石牌）致遠一路2段12巷1號

電　　話／（02）28233123 · 28236031 · 28236033

傳　　眞／（02）28272069

郵政劃撥／19346241

網　　址／www.dah-jaan.com.tw

E - mail／service@dah-jaan.com.tw

承 印 者／傳興彩色印刷有限公司

裝　　訂／眾友企業公司

排 版 者／弘益電腦排版有限公司

授 權 者／遼寧科學技術出版社

初版1刷／2017年（民106）6月

定　價／330元

●本書若有破損、缺頁請寄回本社更換●

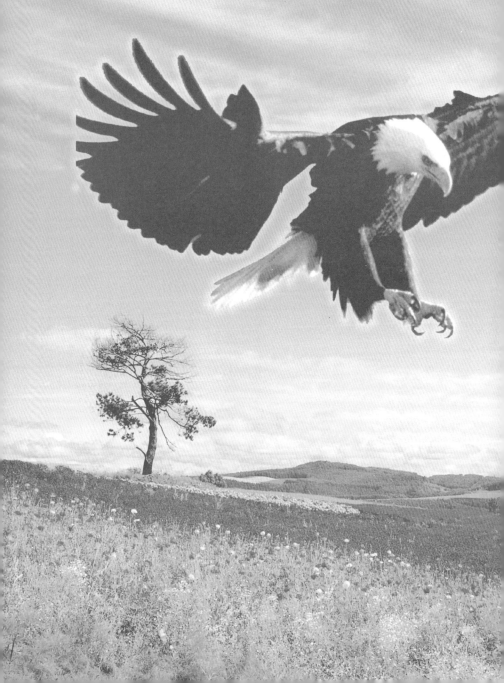
大展好書　好書大展
品嘗好書　冠群可期